人体里面有什么

李明喆 主编
纸上魔方 绘

消化系统

ZHEJIANG UNIVERSITY PRESS
浙江大学出版社

前言

　　人体就像一个工厂，它是如此复杂而精细。它由成千上万个部件构成，忙碌的心脏不间断地每天搏动10万余次，神奇的大脑和神经系统将信号传到每一个器官和肌肉，坚硬的骨骼之间衔接是如此精密，数千米的管道向身体的各个器官输送血液和养料，人体还有着很科学的消化系统和内分泌系统。这个每时每刻都在完成数不清的任务的人体工厂却开始于一个比针尖还小的细胞。这个细胞生长发育成你的身体，里面含有数以万亿计的细胞……

　　如此复杂且繁忙的人体工厂，有着你想象不到的太多意外。当我们生病或者意外受伤时，人体内部就会陷入一场巨大的战乱。大脑会忙着指挥，白细胞忙着战斗，骨髓忙着生产，淋巴细胞急着训练新兵，血小板用身体去扑堵伤口……

本系列图书将人体相关的理论知识，以简明流畅的语言，从人体构造到人体系统，全方位展示了人体不可思议的运作过程。精致的手绘插图、大量的医学影像解剖图，让一个精细运作、复杂神秘的生命循环系统变得生动、立体，的确是一套非常适合孩子们阅读的科普书。

这将是一次神奇的人体漫游之旅。让我们带你走进科学的殿堂，探索人体的奥秘，领略日益发展的人体科学，揭开人体的奥秘吧！

——北京大学临床医学博士后 李明喆

目 录

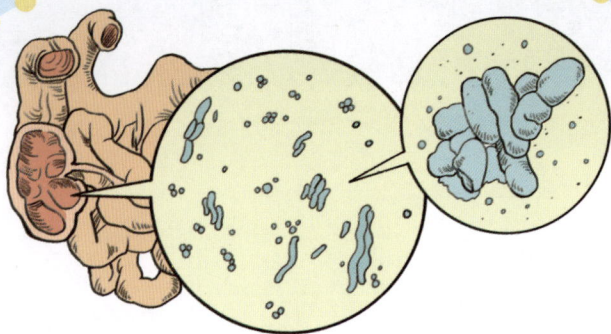

目录

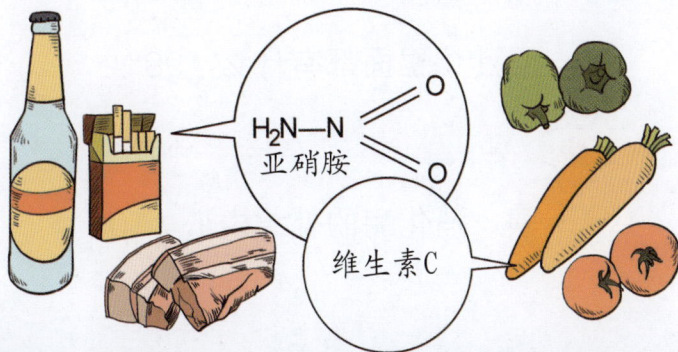

目录

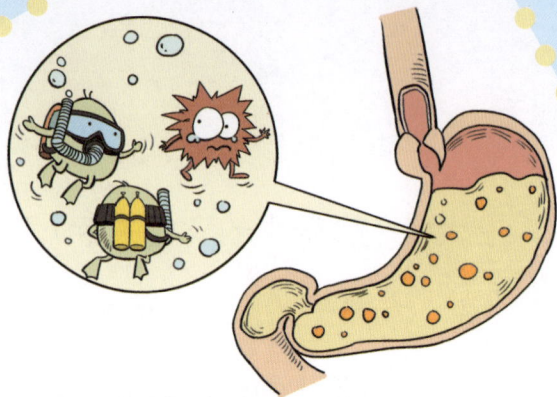

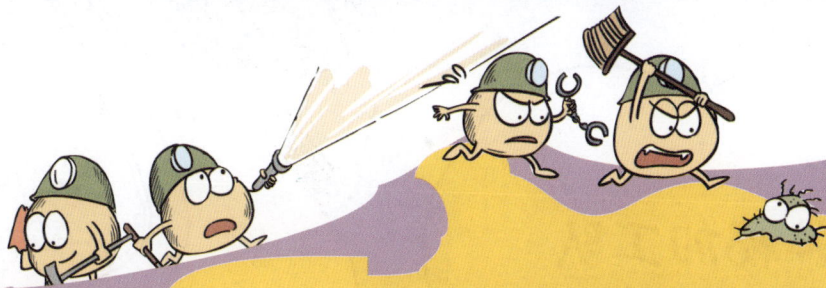

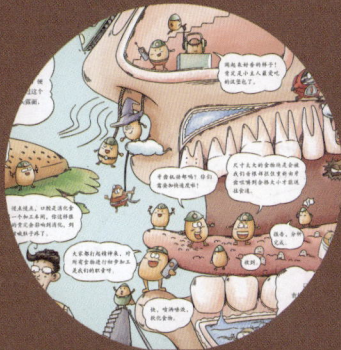

口腔：

第一章

消化系统的第一个加工车间

口腔:
口腔车间的神秘加工队

消化系统是我们人体内部一个复杂的"食物加工流水线"的统称，包括消化管、消化腺两大部分，而口腔（属于消化管）便是整条流水线的第一个加工车间，不过这个车间有点特殊，既有"人"在外抛头露面，又有"人"在内深藏不露。

报告指挥部，有一勺食物要到了，嘴唇已经做好开合准备。

宝贝，慢点慢点，口腔是消化食物的第一个加工车间，你这样狼吞虎咽的肯定会影响到消化，到时候又该喊肚子疼了。

肉松面包最好吃了，再吃一大口。

大家都打起精神来，对所有食物进行初步加工是我们的职责呀。

快，喷洒唾液，软化食物。

闻起来好香的样子！肯定是小主人最爱吃的汉堡包了。

尺寸太大的食物块是会被我们舌根部拦住，然后重新由牙齿咀嚼到合格大小才能送往食道。

啊，发现一个病菌，消灭它。

牙齿机动部吗？你们需要加快速度啦！

报告，分析完成。

收到。

乳突把味道数据分析出来了，可以传送给大脑了。

　　口腔整个部门加工和分工都比较复杂。首先有负责咀嚼的牙齿，有布满味蕾的舌头，有"抛头露面"的唇，有深藏不露的口底，还有专门用于划定疆域的颊和腭。为了方便管理，口腔便将这些主要角色划分为口腔前庭和固有口腔两个大分部。

3

口唇:
口腔车间的大闸门

口唇不仅是重要的咀嚼和语言器官，还是我们面部重要形象的器官之一。它位于面部的正下方，分为上唇和下唇，每当"二唇"闭在一起时便只有一条横缝，即口裂，而口裂的两头则叫口角。而且，在上唇中部还有一条叫作"人中"的纵沟，那可是人类独有的结构。

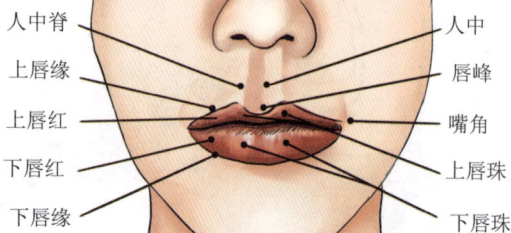

人中脊
上唇缘
上唇红
下唇红
下唇缘

人中
唇峰
嘴角
上唇珠
下唇珠

皮皮，你这是吃什么了？嘴唇怎么那么红？

我刚吃了一个超级大的西红柿。哇哦，红艳艳的是不是很好看？

每当鼻子闻到食物的香味，就会向口腔发出"吃吧，吃吧"的邀请信息。嘴唇便开始上下开合，欢天喜地地将食物迎接进来，让它们接受牙齿等"人"的"打磨加工"。而且，在此期间，嘴唇或张或合，全力配合着牙齿们的工作。可见，它是多么的灵活，不仅如此，它偶尔还会做出高高撅起，或是皱在一起等高难度动作，那样子，真像是特技演员。那么，究竟是什么造就了它灵活的"小身体"呢？原来呀，嘴唇主要是由皮下组织组成的，而皮下组织偏偏又是一个好动分子，所以，为了更好地保护口唇，口腔还特意在口唇外部"布置"了皮肤，在内部又"安置"了黏膜。

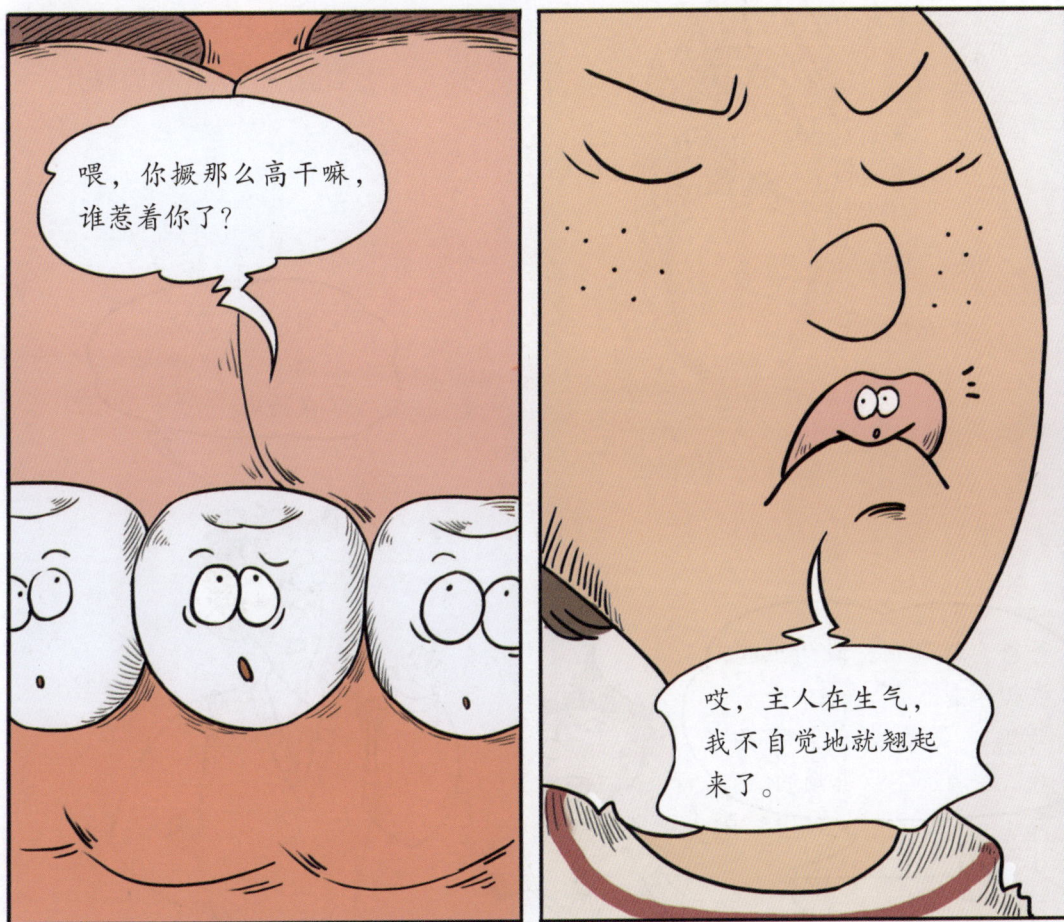

可见，口唇就像是口腔的一道闸门，随时都在准备着开合，或是做些高难度的动作，不但能让食物轻松进入口腔，更丰富了我们的面部表情。

腭：
口腔的结构框架

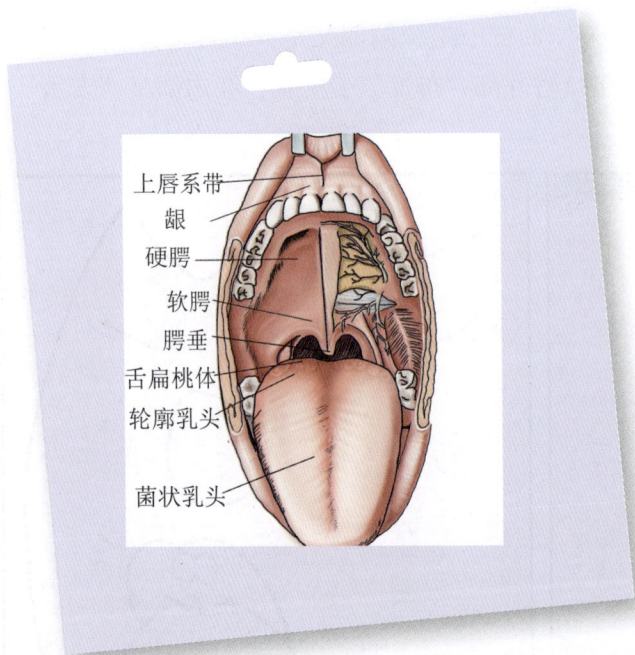

口腔是个独立性很强的家伙，它喜欢有自己的个人空间，所以它便设置了"腭"这个小分部。那么，腭的主要职责是什么呢？其实，腭分为上腭和下腭，就像一个房子的钢筋支架所组成的一个大框架，不但将口腔各个部位框起来，而且将口腔和上面的"邻居"鼻腔隔开。

上唇系带
龈
硬腭
软腭
腭垂
舌扁桃体
轮廓乳头
菌状乳头

宝贝，要是没了上腭，你就吃不了东西喽。

爸爸，救命啊，我的上腭被糖果黏住了，好难受。呜呜，要是没有上腭多好，会省去不少麻烦的。

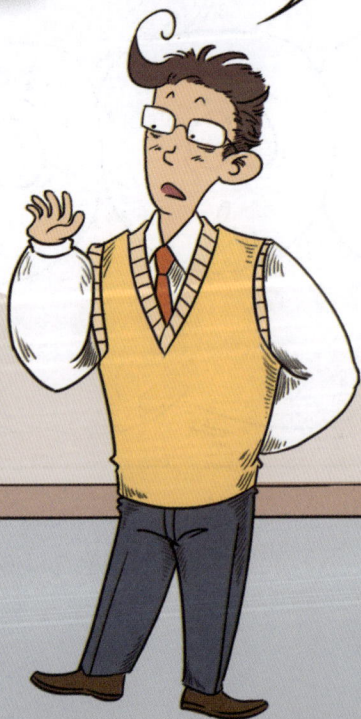

对于腭来说，它平时就是一个没什么存在感的"家伙"，总是静静地潜伏在我们的口腔上部。可是，若是我们吃软糖或者其他黏黏的东西时，它便又摇身一变，成为令人头疼的家伙。瞧，它一下将牙齿刚咀嚼没几下的软糖死死黏住，以至于我们既没有办法顺利地吞下软糖，又很难将软糖从它"身体"上取下来。可见，它有多么的难缠。

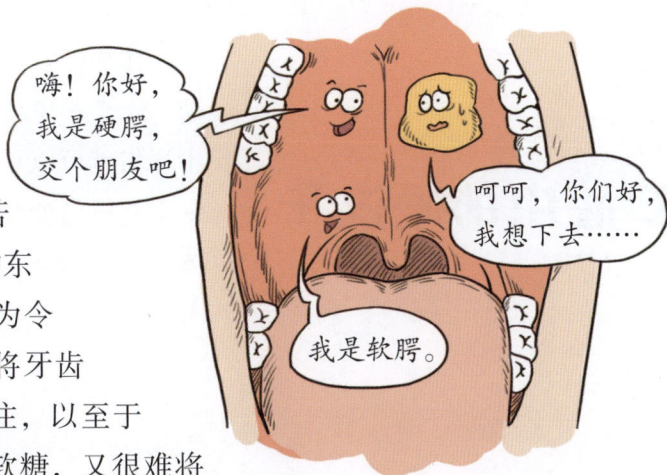

嗨！你好，我是硬腭，交个朋友吧！

呵呵，你们好，我想下去……

我是软腭。

此时，相信很多人会认为腭是个难缠的"硬汉"，可若是将腭"从头观察到脚"，我们便又会发现几乎有 1/3 的腭很柔软。这是为什么呢？原来腭是由硬腭和软腭组成的。其中，硬腭是我们用舌头能碰触到的部分，几乎占据了 2/3 的位置；而软腭则是由肌肉和黏膜组成的，当我们把舌头尽量往口腔后部卷曲，所碰触到的部位就是软腭。

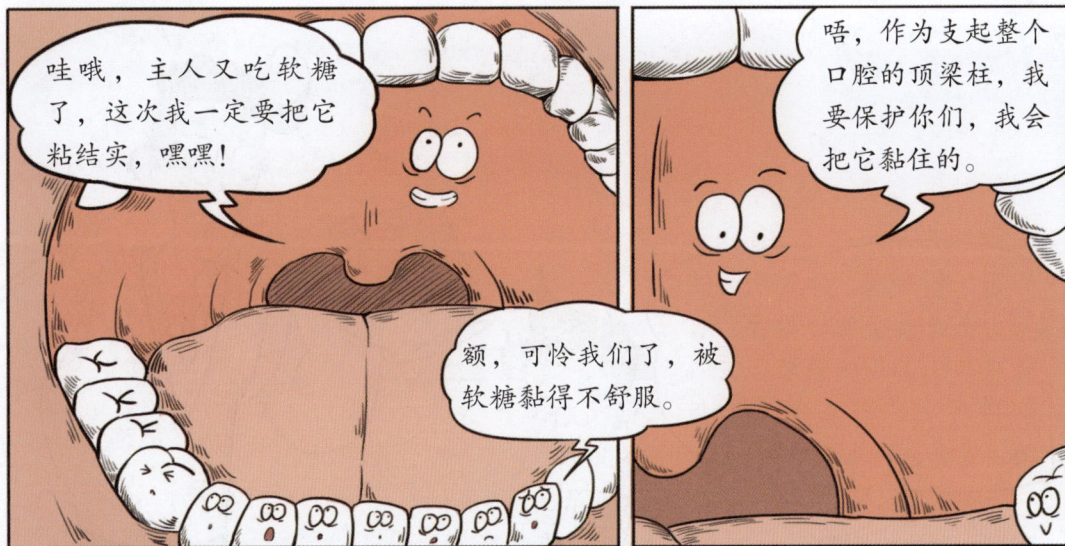

哇哦，主人又吃软糖了，这次我一定要把它粘结实，嘿嘿！

额，可怜我们了，被软糖黏得不舒服。

唔，作为支起整个口腔的顶梁柱，我要保护你们，我会把它黏住的。

显然，腭是一个多面孔的小家伙，既会"温柔似水"，又能"刚强硬朗"，支撑起整个口腔。

牙：
口腔中的硬汉子

作为慢食者的人类，牙齿并不锋利，可是，这一个个小家伙，却是出了名的硬汉，仅一颗小牙齿就可以承受30～45千克的力量。而且，它正是凭借如此硬朗的身躯荣登榜首，成为人体最坚硬的结构。

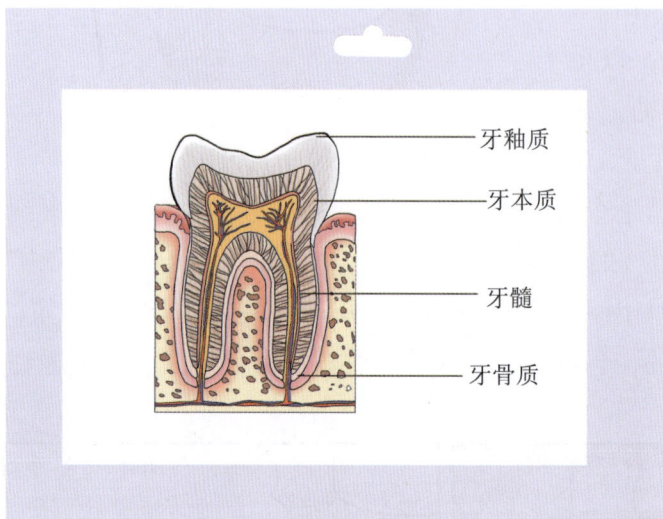

- 牙釉质
- 牙本质
- 牙髓
- 牙骨质

这也是几颗？明明是一整袋！照你这种吃法，再坚硬的牙齿也会长蛀牙的，不疼才怪。

爸爸，你骗人，你说牙齿是我们全身最坚硬的器官，可是我只吃了几颗糖果，它就疼得厉害，一点都不禁折腾。哎哟，疼死我了！

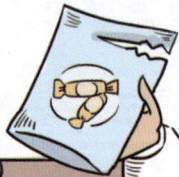

牙齿由牙冠、牙颈和牙根三个小分部组成，其中，牙冠是露在牙槽外面，我们能看得见、摸得着的那部分；牙根则像个害羞的小姑娘，直接嵌入牙槽骨内，不被我们所视；而牙颈就位于牙冠和牙根的连接位置。而且，牙齿还专门为各个成员划分了类别，分为切牙（负责切割食物）、尖牙（负责撕扯食物）、前磨牙和后磨牙（负责研磨食物）四种，以便各个牙齿能发挥所长，共同协作，从而将食物"打磨"成合适的大小。

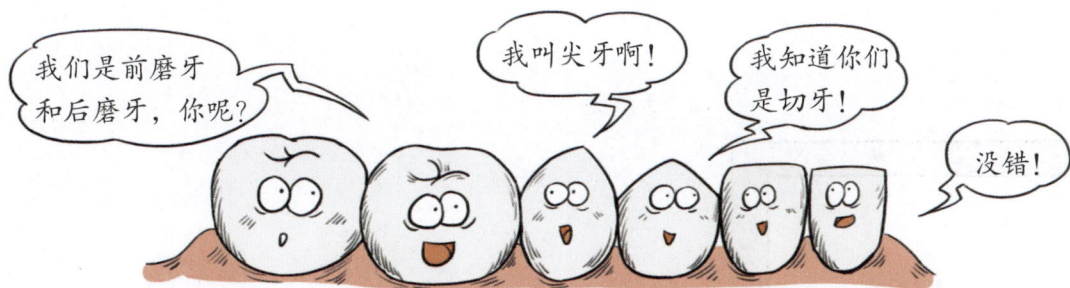

我们是前磨牙和后磨牙，你呢？

我叫尖牙啊！

我知道你们是切牙！

没错！

而且，若是走进牙齿内部，我们还会发现里面又暗藏着玄机。原来呀，牙齿内部一共有四层，从外到内分别是牙釉质、牙本质、牙骨质和牙髓。其中最坚硬的核心部分是牙本质，最光亮洁白的部分是位于牙冠位置的牙釉质，而牙骨质和牙髓，则是"受保护对象"，专门负责掌管牙腔的血管、神经和结缔组织。

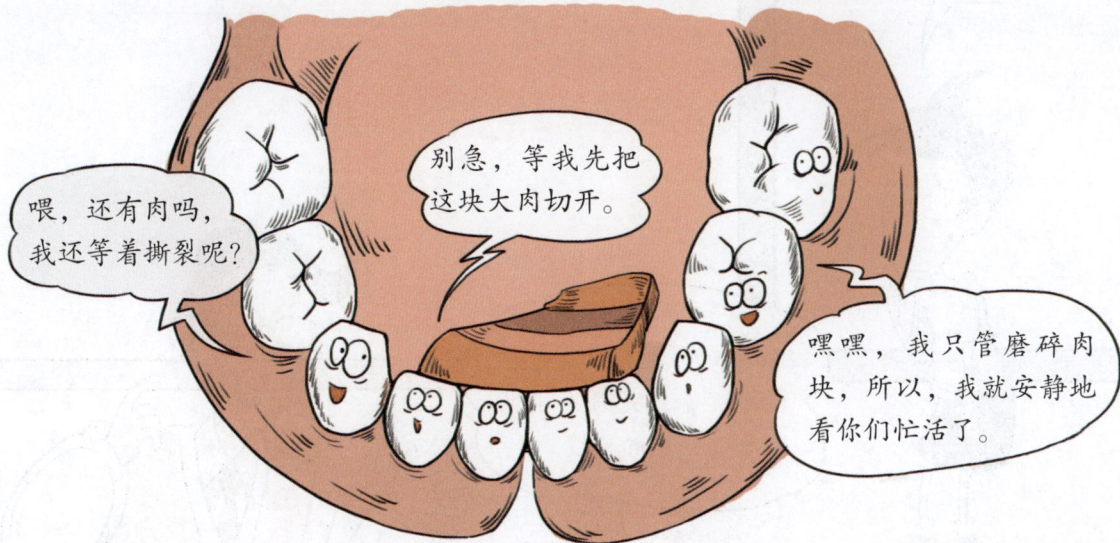

喂，还有肉吗，我还等着撕裂呢？

别急，等我先把这块大肉切开。

嘿嘿，我只管磨碎肉块，所以，我就安静地看你们忙活了。

显然，牙齿之所以有那么硬实的"体魄"，与牙本质的功劳是密不可分的。

牙齿：
牙齿们脱胎换骨了

在牙齿的世界里，牙齿们也会论资排辈，所以便有了"乳牙"和"恒牙"之分。不过，乳牙在我们五六岁的时候，就会依次序逐步退出，而恒牙则会占据乳牙的位置，这个过程就叫作"换牙"。

		萌牙	换牙
门牙（1）	（1）	7个月	7岁
侧门牙（2）	（2）	9个月	8岁
犬齿（3）	（3）	18个月	11岁
第一大白齿（4）	（4）	14个月	10岁
第二大白齿（5）	（5）	24个月	10岁
第二大白齿（6）	（6）	20个月	11岁
第一大白齿（7）	（7）	12个月	10岁
犬齿（8）	（8）	16个月	9岁
侧门牙（9）	（9）	7个月	7岁
门牙（10）	（10）	6个月	6岁

上颌

下颌

爸爸，我的牙齿掉了……我是不是生病了？

哈哈，宝贝，你这是在换牙呢，这是每个小朋友都会经历的阶段。

在口腔车间内部，恒牙和乳牙的地位是不同的。这是为什么呢，莫非在口腔的世界里也存在种族歧视？

原来呀，当恒牙代替乳牙后，它们几乎会伴随我们一生，所以口腔就将它们视为终生员工。而且，还针对它们所处位置的不同，对它们进行了能力定位和工作上的分工。比如，恒牙可分为门齿（又叫切牙）、犬齿（又叫尖牙）和臼齿（又叫磨牙）。而且，这几类员工并不是在同一时间上任的，而是分批上任。其中，最先上任的是门齿和臼齿，然后才轮到犬齿。不过，臼齿虽然发育较早，但是它的成长周期却很长，几乎要等小主人成年才会完成整个发育。

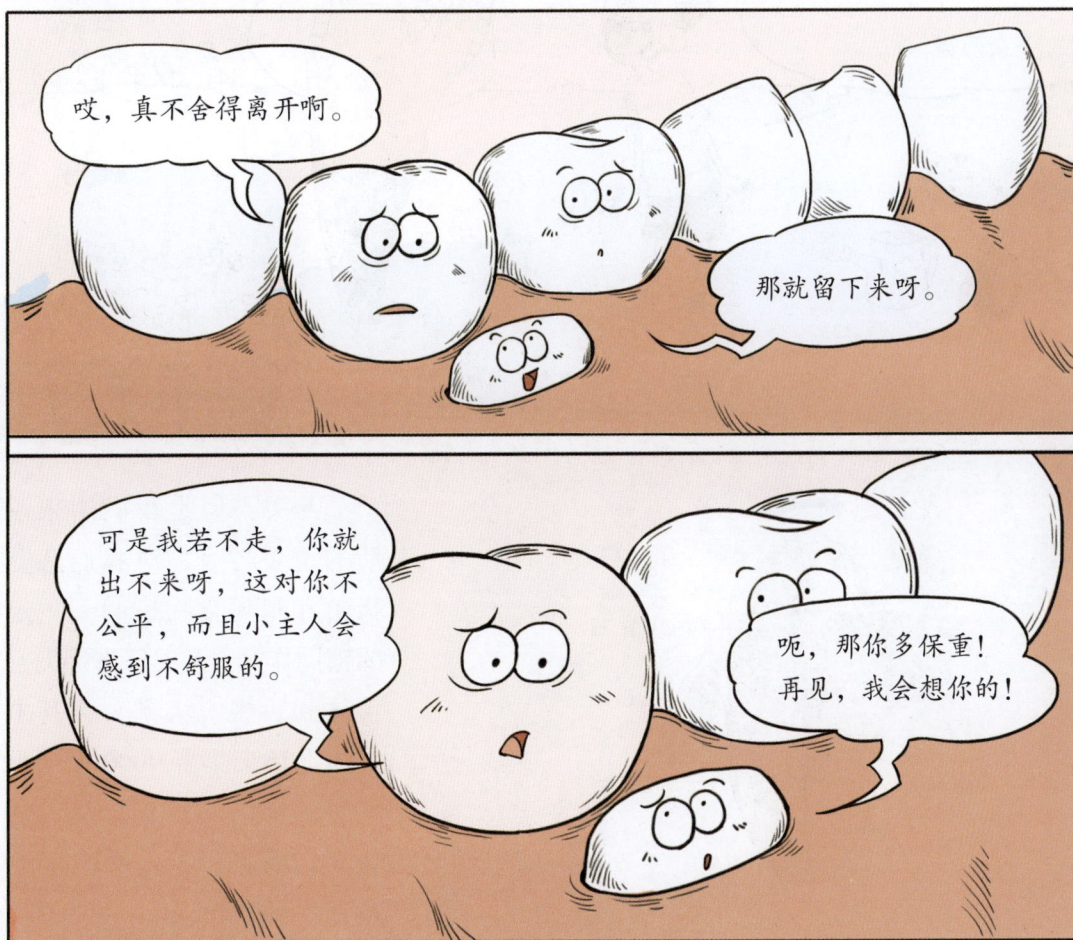

可见，小小的牙齿们构成了一个纪律严明的团队，不但分工明确，而且在每个阶段该扮演什么角色，它们（针对乳牙）也毫无怨言，坦然接受。

舌头：
口腔里的运动猛将

爸爸，你看我的舌头是不是发炎了，上面有好多突出的小东西呢。

呃，那些小东西是舌乳头，它们专门负责掌控我们的味蕾。

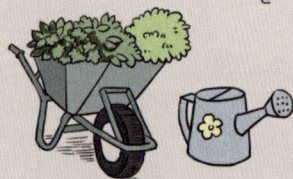

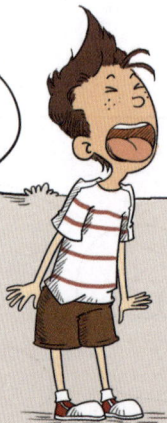

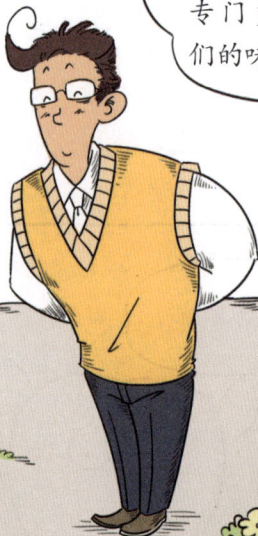

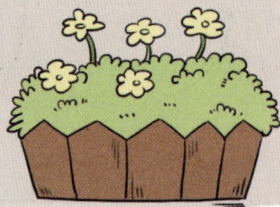

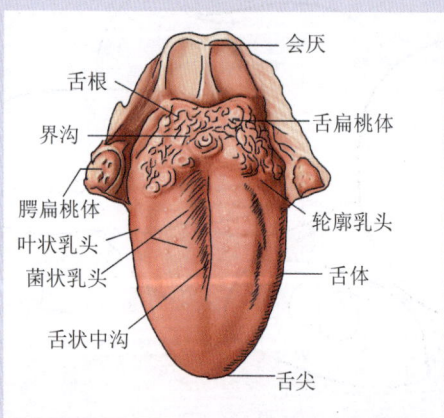

会厌

舌根

界沟

腭扁桃体

叶状乳头

菌状乳头

舌状中沟

舌扁桃体

轮廓乳头

舌体

舌尖

舌头不但是我们用来说话的重要器官，对我们感受味蕾和咀嚼食物也起到一定的辅助作用。舌头分为舌尖、舌体和舌根三大部分，其中舌体上还聚集着9000多个小乳突，专门负责掌控我们的味蕾。而且，在舌头内部更是有"骨骼肌成员"——舌肌，它们专门负责"引导"舌头做运动。

舌尖是最活跃的，它可以轻盈地配合口腔完成各种动作；舌体则肩负重任，它的表面布满乳突，乳突上是感受味道的味蕾；舌根相当于一个强有力的支持，一直"藏在"最后面，而且它连接着会厌，对食物进入咽部有初步的审查作用。

不过我们要重点说一下乳突。瞧，每当我们吃东西时，它们那一根根小触须似的身体，不断将食物信息传递给在大脑工作的"小伙伴"，从而让我们对食物有了某方面的认知，比如，酸、甜、苦、辣等。因此，若是我们吃的食物过热、过冷，或刺激性太强等，舌头都是最先感受到的"小勇士"。

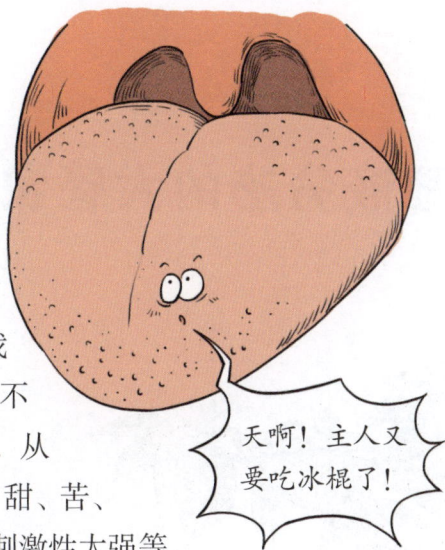

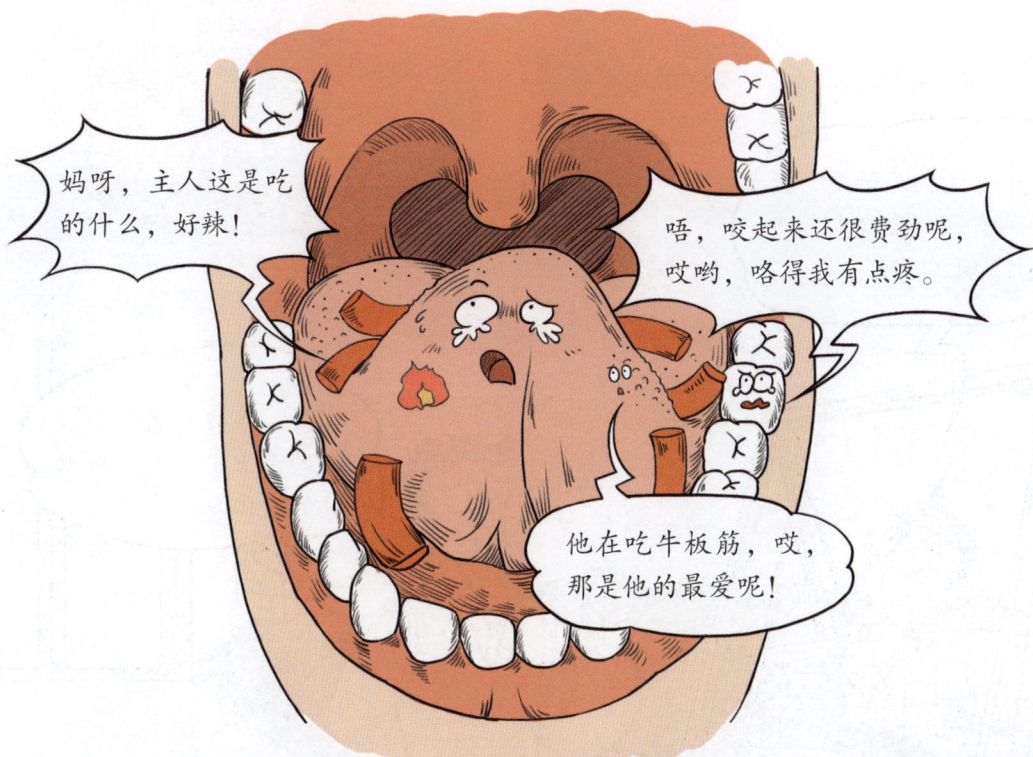

天啊！主人又要吃冰棍了！

妈呀，主人这是吃的什么，好辣！

唔，咬起来还很费劲呢，哎哟，咯得我有点疼。

他在吃牛板筋，哎，那是他的最爱呢！

显然，每当我们吃东西时，总是少不了舌头的帮忙，而且，每当我们说话时，它更是来凑热闹。可见，舌头真是一个闲不住的"人"呢！

13

唾液腺：
唾液分泌的大管家

每当面对美味的食物，我们总是忍不住吞咽口水，这是为什么呢？原来这一切都是唾液腺在作怪。它就像一个"贪吃鬼"，远远闻到食物的香味便快马加鞭地分泌唾液。因此，有时难免会让我们感到尴尬。不过，"分泌唾液"对它来说却是功大于过，因为那些唾液能帮助我们软化食物，促进消化。

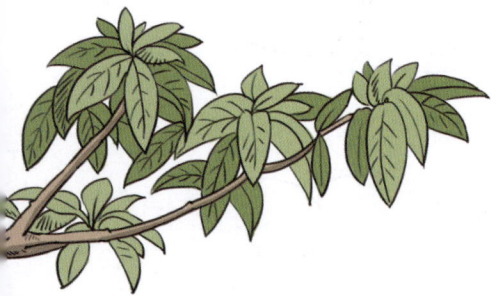

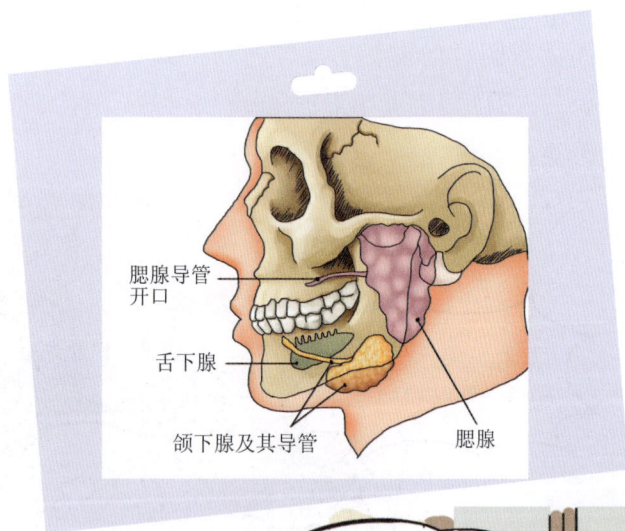

腮腺导管开口

舌下腺

颌下腺及其导管

腮腺

爸爸，小美说我是话痨，说话时还总喷她一脸口水。呜呜，我讨厌死口水了。

宝贝，不要把错推到口水的身上，它可是帮助我们消化的。

哈啰！我叫腮腺。

我叫舌下腺。

我叫下颌下腺。

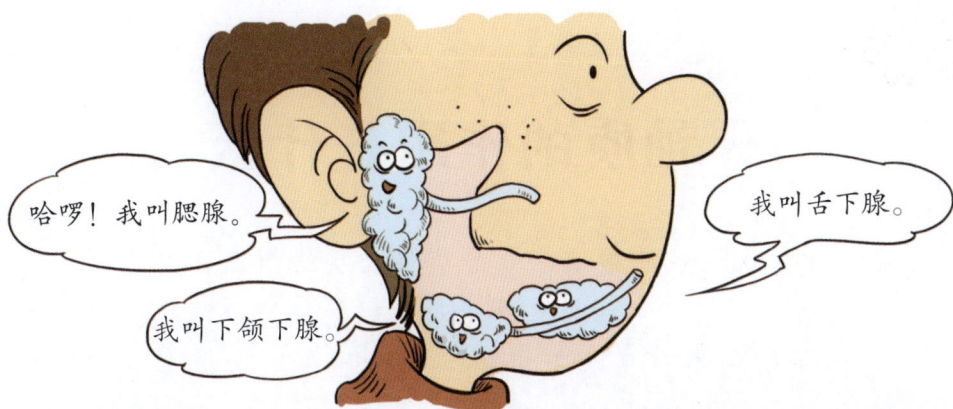

其实，唾液腺是口腔腺的另外一个名称，若是从部门属性上讲，唾液腺属于外分泌腺。而且，与其他小分部一样，唾液腺也对自己的内部员工进行了分类，更一次性设置了两个科室，分别是大唾液腺和小唾液腺。其中，大唾液腺的成员有腮腺、下颌下腺和舌下腺；而小唾液腺的成员则比较多，并广泛涉足口腔的各个领域，其中最有才华的几个代表员工是唇腺、腭腺、舌腺和颊腺。

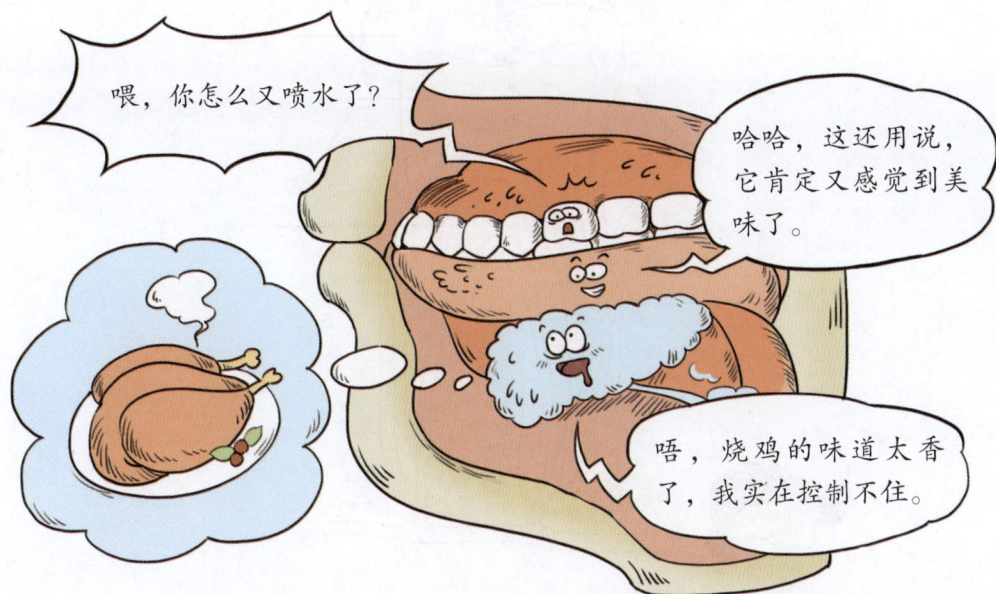

喂，你怎么又喷水了？

哈哈，这还用说，它肯定又感觉到美味了。

唔，烧鸡的味道太香了，我实在控制不住。

可见，我们唾液的分泌都要依赖于唾液腺，难怪它会有"唾液分泌的大管家"之称，真是实至名归呢。

牙釉质的作用是什么

牙釉质又名珐琅质，是牙齿最外层的组织，位于牙冠的最外一层，可谓是人体中最坚硬的物质。而且，它主要是由 95%~97% 的无机物（主要是含钙和磷灰石的晶体），以及部分水和有机物组成的，但它的内部却并不具备神经与血管。那么，这么一层白色半透明的组织到底具有什么作用呢？很简单，牙釉质除了有助于牙齿咬碎食物外，还保护着牙齿内部的牙本质和牙髓组织。

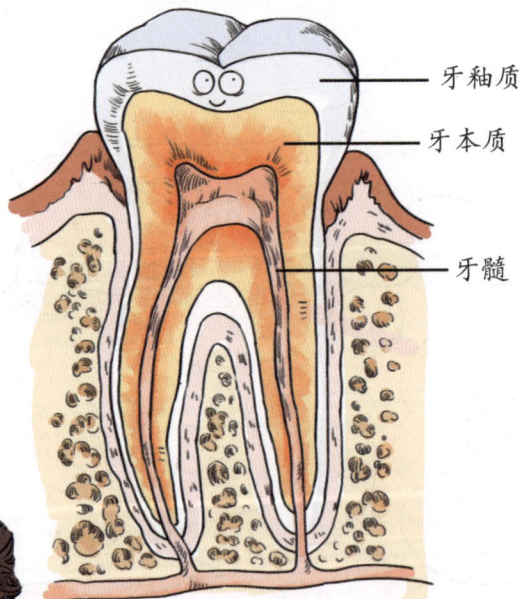

牙釉质

牙本质

牙髓

每种恒牙的萌生时间是一样的吗

　　乳牙在我们五六岁的时候便开始逐渐脱落，而第一磨牙会首先窜出来，大部分恒牙则在我们 14 岁左右时长齐，不过第三磨牙（智齿）有一部分人终生都不会萌出。而且，当恒牙全部长齐时，通常都是 32 颗，上下颌各 16 颗。那么，这些恒牙都是在我们哪个年龄段开始萌出的呢？

　　（1）第一磨牙在我们 6~7 岁时萌出；

　　（2）第二磨牙在我们 11~13 岁时萌出；

　　（3）第三磨牙在我们 17~25 岁时萌出，或更迟，甚至终生不会萌出。

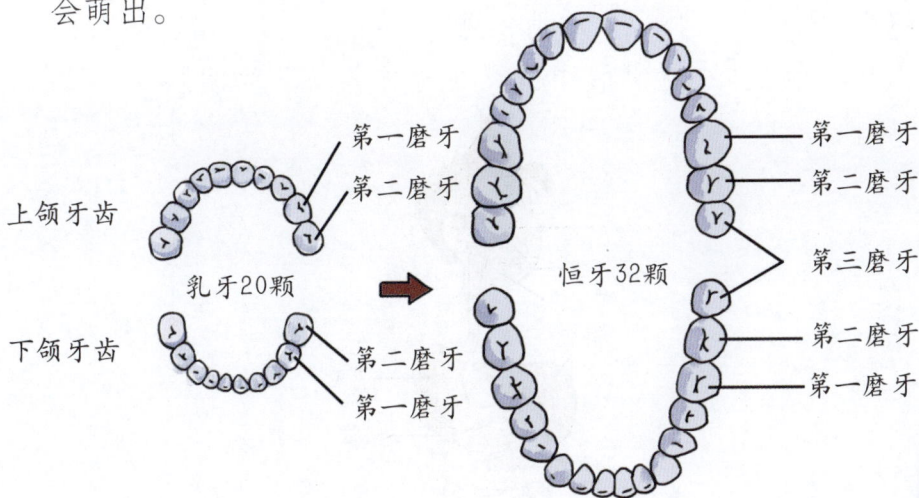

上颌牙齿　　　乳牙20颗　　第一磨牙　第二磨牙

下颌牙齿　　第二磨牙　第一磨牙

恒牙32颗

第一磨牙　第二磨牙　第三磨牙　第二磨牙　第一磨牙

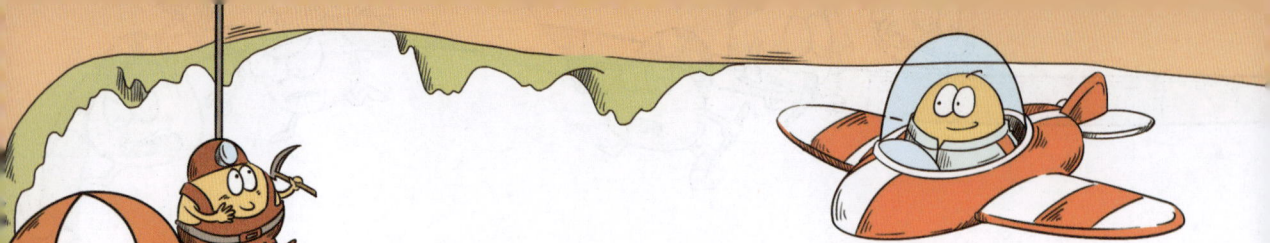

消化腺都有哪些成员

消化腺是消化系统（包括消化管、消化腺）的两大部门之一，而它自身又囊括唾液腺、胰腺、肝脏、胃腺、肠腺等小分部。下面，就让我们具体看一下吧。

（1）唾液腺：共有三对，分别为腮腺、颌下腺、舌下腺，它们均具有导管，专门负责将唾液输入口腔。

（2）胃腺：由胃壁黏膜内陷形成，负责分泌胃液。

（3）胰腺：位于胃部后方，靠近胃与十二指肠，分泌的胰液呈碱性。

（4）肝脏：人体最大的消化腺。

（5）肠腺：小肠黏膜中的微小腺体，所分泌的肠液呈碱性。

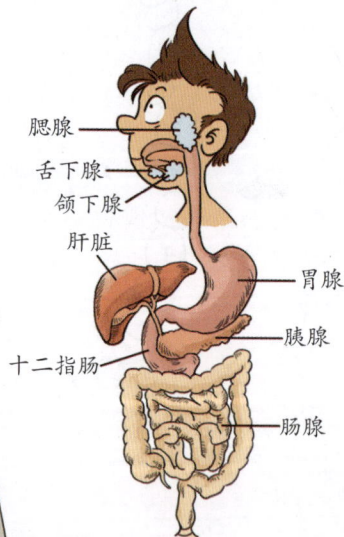

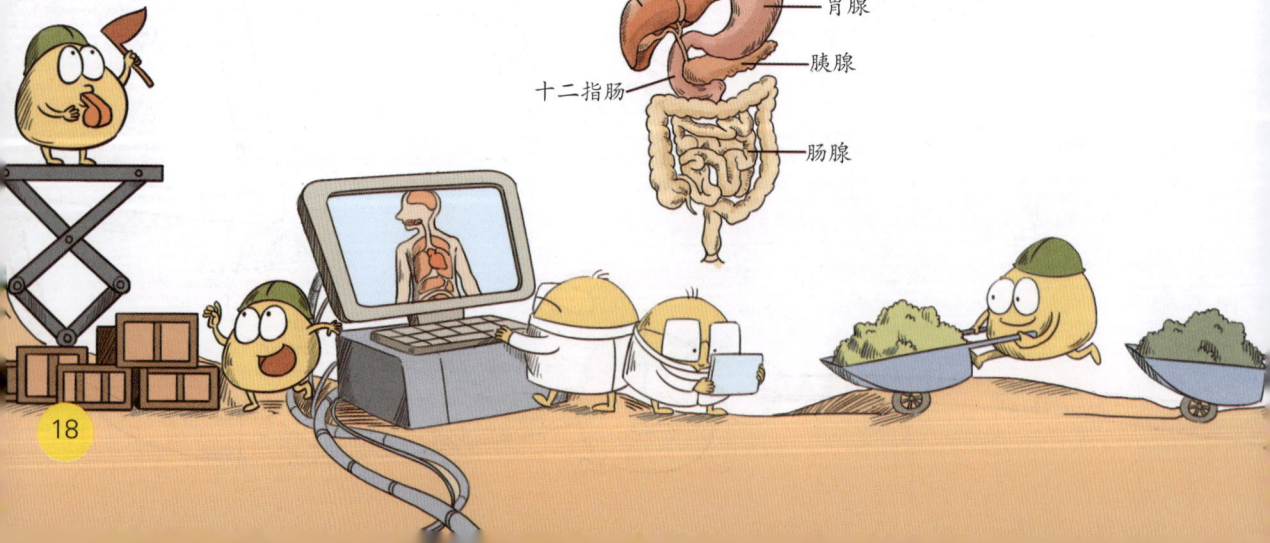

腮腺
舌下腺
颌下腺
肝脏
胃腺
胰腺
十二指肠
肠腺

消化管都有哪些成员

　　消化管，顾名思义就是一条管道，而且是一条以口腔为起始点，一路延伸至咽、食管、胃、小肠、大肠、肛门的肌性管道。不仅如此，消化管（不包括口腔、咽）整个"壁垒"由内向外又分为黏膜层、黏膜下层、肌层，以及外膜四层。其中，黏膜又是由上皮、固有层和黏膜肌层（消化管壁特有的结构）组成的。

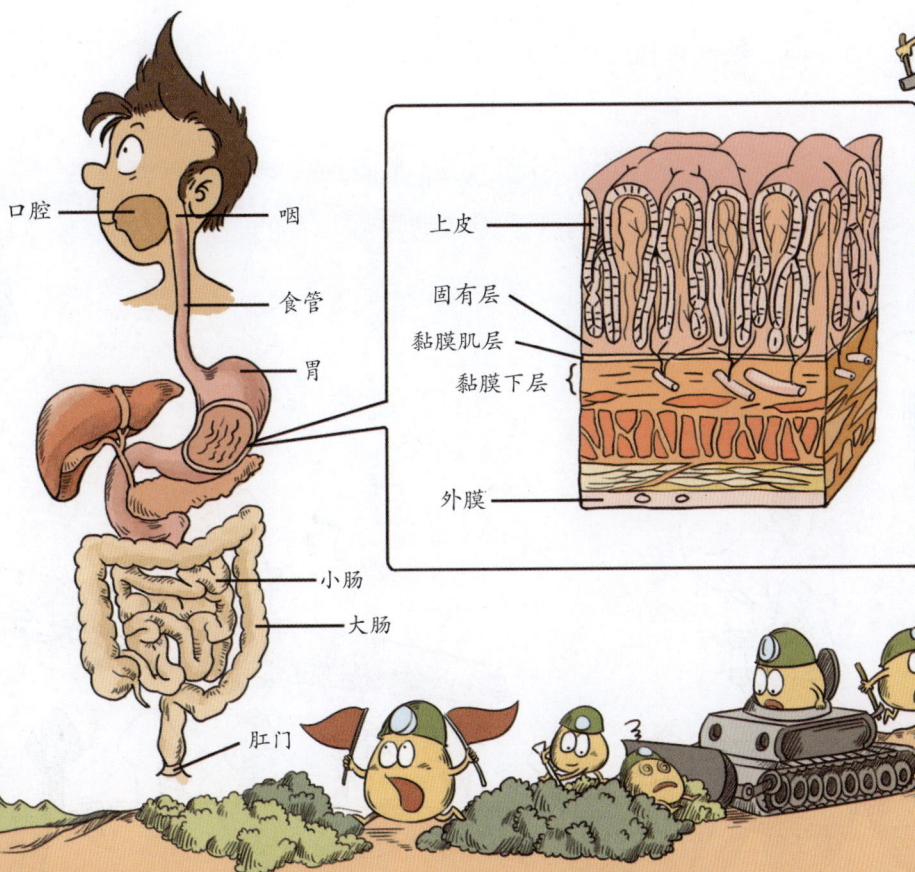

口腔

咽

食管

胃

小肠

大肠

肛门

上皮

固有层

黏膜肌层

黏膜下层

外膜

智慧蛋

1. 刷牙是保持口腔清洁，维持口腔和牙齿健康的重要手段。但牙是不是刷得越多就越好？我们每天应该刷多少次牙最健康？

2. 牙刷是刷牙的主要工具，你知道一根牙刷的正常"寿命"是多长吗？我们多久应该更换一次牙刷？

3. 生活中，经常听到人说，"闻到香味，我都流口水了"。为什么我们肚子饿或者看到美食的时候会"流口水"？

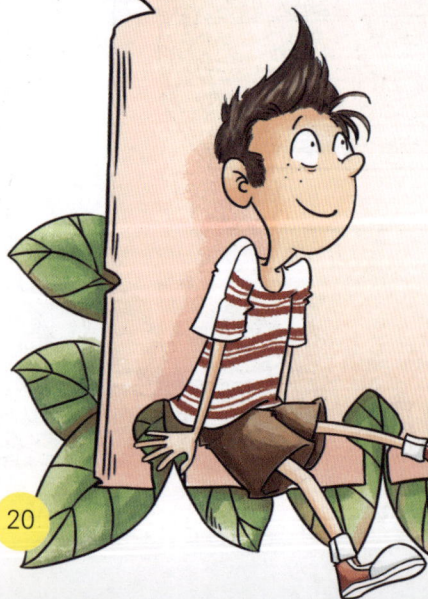

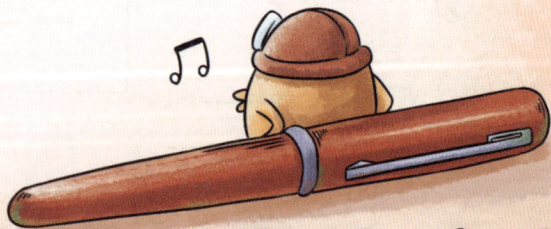

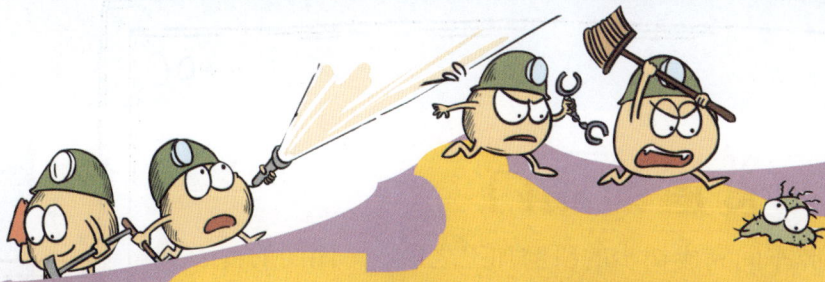

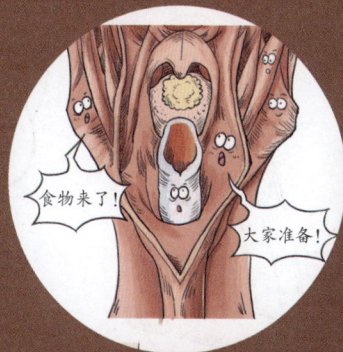

咽：

第二章

消化系统中的食物尺寸监测站

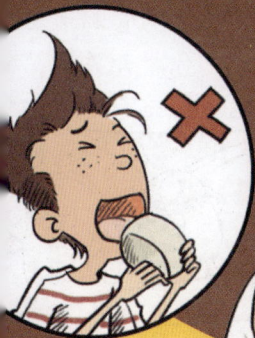

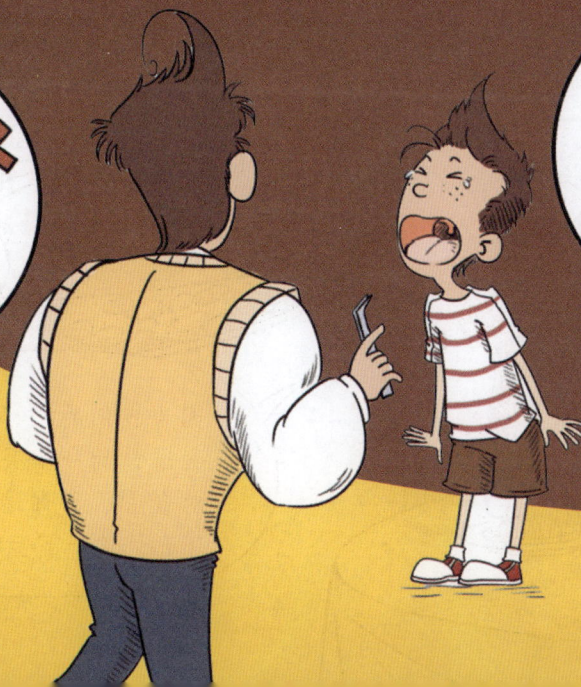

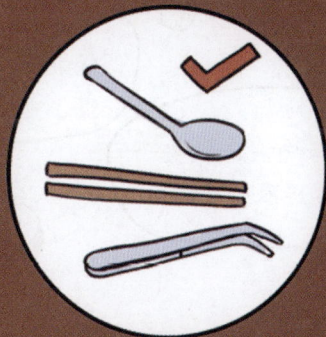

咽：

连接口腔和食道的阀门

食物在复杂的口腔车间完成初步的研磨加工之后，一团团的食团就要屁颠屁颠地开始进入消化系统的下一个车间了。慢着，大家伙都别着急，要想进入下一个车间，首先得通过一个安检区——"咽"。

赶紧去通知咽部，这份食团打磨好了，让它放行吧。

报告指挥官，关卡关起来了，还没打开。

No，宝贝，就算你能把面包都吞进嘴里，也咽不下去。

这怎么办？它都卡在咽喉了。你打开关卡，就能挤下去了。

面包好好吃哦，我要一口把它吞进肚子里。

因为我们的咽部就像食物进入食道前的一个关卡，为了避免对食管、胃部造成伤害，它是不允许你一下子吞太多的。

在消化系统这个食物加工流水线中，不同部门的分工都各不一样，有的负责研磨，有的负责运输，有的负责汇总营养，而有的则是中间部门，负责协调和沟通。咽，就是这样一个中间部门。

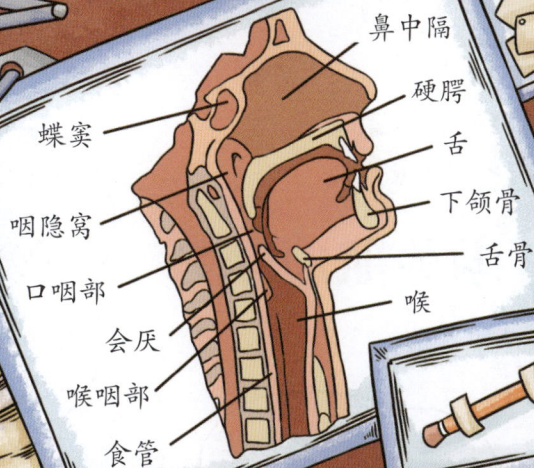

鼻中隔
硬腭
蝶窦
舌
咽隐窝
下颌骨
舌骨
口咽部
喉
会厌
喉咽部
食管

指挥官，这食团太大了，我们不能放行啊。

这怎么回事啊？我处理一下。

您就别为难我们了，我们真不能打开，即便我们让它进入，食管那里也不会接收的。

这就麻烦了。不行，赶紧通知牙齿和唾液腺，再打磨一下才行。

感谢指挥官的配合啊。

气管阀门

咽，是负责连通口腔这个初期加工部门和食管这个运输部门的中间部门，还是呼吸系统的重要部门，它就像一个设在分叉路口前的重要关卡，它聪明得足以判断你口腔所输送的是食物还是空气。当你吞食物时，它会关闭气管那边的分岔路，让食物进入到食管。相反，如果你吸了一口空气，它就会关闭食管那边的分岔路，让空气进入气管。

食管阀门

23

咽肌：
咽的肌肉动力

当食物团碰到我们的咽部时，就会刺激咽部产生吞咽反射，加强吞咽强度，鱼刺就有可能被带下去。但这个办法并不正确，有时甚至会让鱼刺扎得更深。宝贝，我来帮你去掉鱼刺。

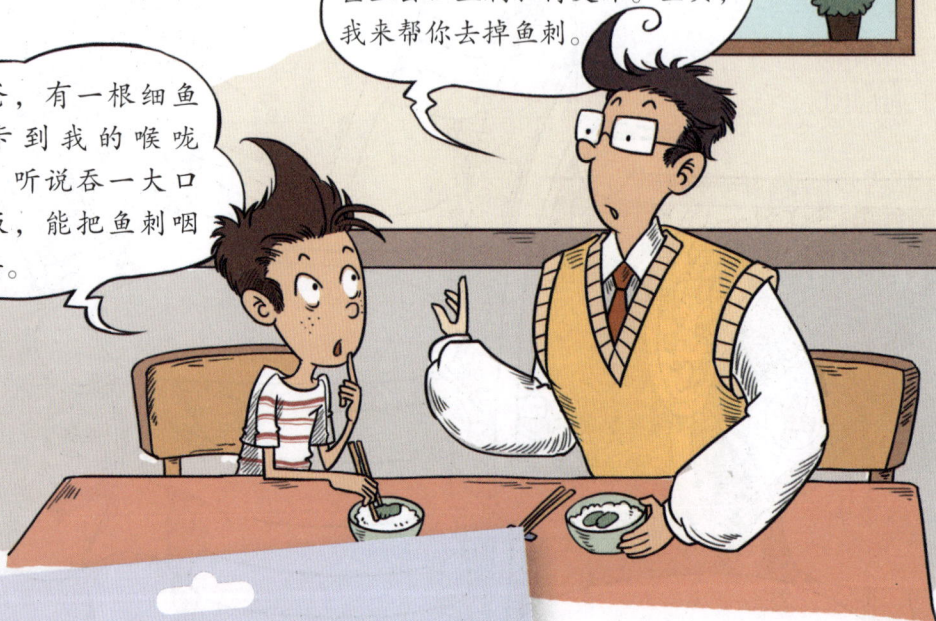

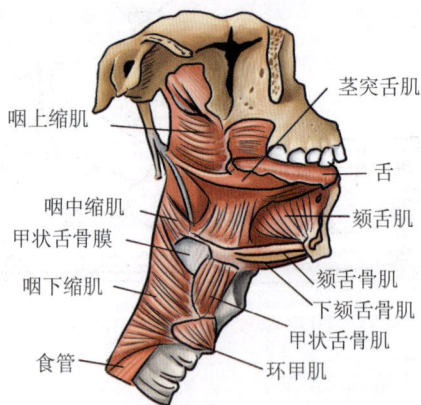

爸爸，有一根细鱼刺卡到我的喉咙了，听说吞一大口白饭，能把鱼刺咽下去。

咽上缩肌
茎突舌肌
舌
颏舌肌
咽中缩肌
甲状舌骨膜
颏舌骨肌
下颏舌骨肌
甲状舌骨肌
咽下缩肌
环甲肌
食管

咽肌是构成整个咽壁的主要组织，主要包括咽缩肌和咽提肌。其中，咽缩肌主要负责统领咽上缩肌、咽中缩肌和咽下缩肌；而咽提肌则负责指挥咽上部和中部所有纵行的肌纤维。

整个咽部虽然只有 12 厘米，可是却具有很强的预备性和积极性，像个战士似的，时刻都在准备迎接"战斗"。

瞧，我们的口腔又开始咀嚼食物了，而且，当食团碰触到舌根后面的咽部黏膜时，整个咽车间就会开始热身，准备接收食团。此时咽缩肌便会有秩序地依次收缩，将食团推进食道；而咽提肌就会封闭鼻咽和喉口，以防止消化系统的"半成品"误入呼吸系统的部门。

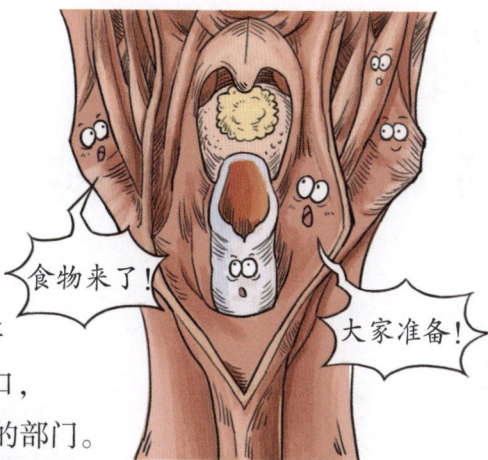

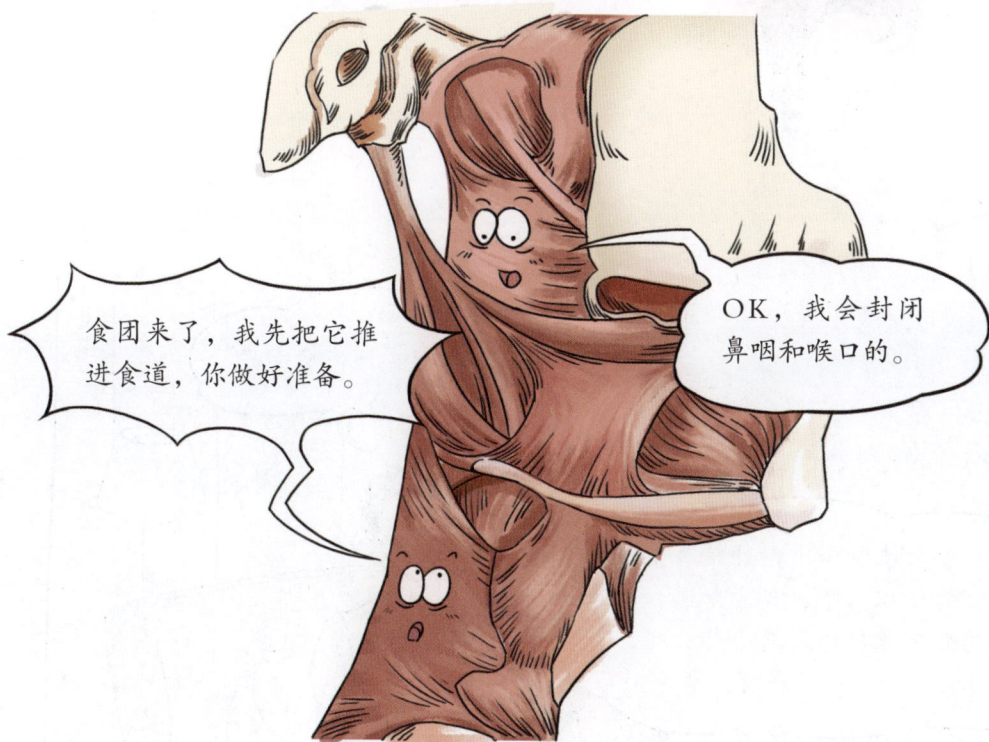

食物来了！

大家准备！

食团来了，我先把它推进食道，你做好准备。

OK，我会封闭鼻咽和喉口的。

咽肌是咽部运动的动力，它推动着咽部在口腔和食道之间"穿梭"，而且还是忙而不乱，将食团与空气正确地输送到它们该去的地方。

咽之家族：
鼻咽、口咽、喉咽

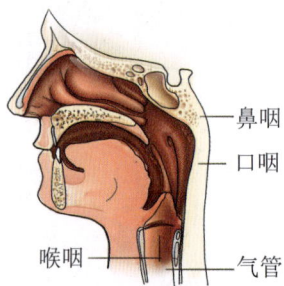

咽的家族一共有三兄弟，分别是鼻咽、口咽和喉咽。当然，它们既然能称得上是兄弟，彼此之间自然是互相联系、互相关照的。比如，一旦口咽那儿的食物或者水分"走错路"冲进了鼻咽，鼻咽便赶忙拨乱反正，不会让那家伙"误打误撞"，进入气管。

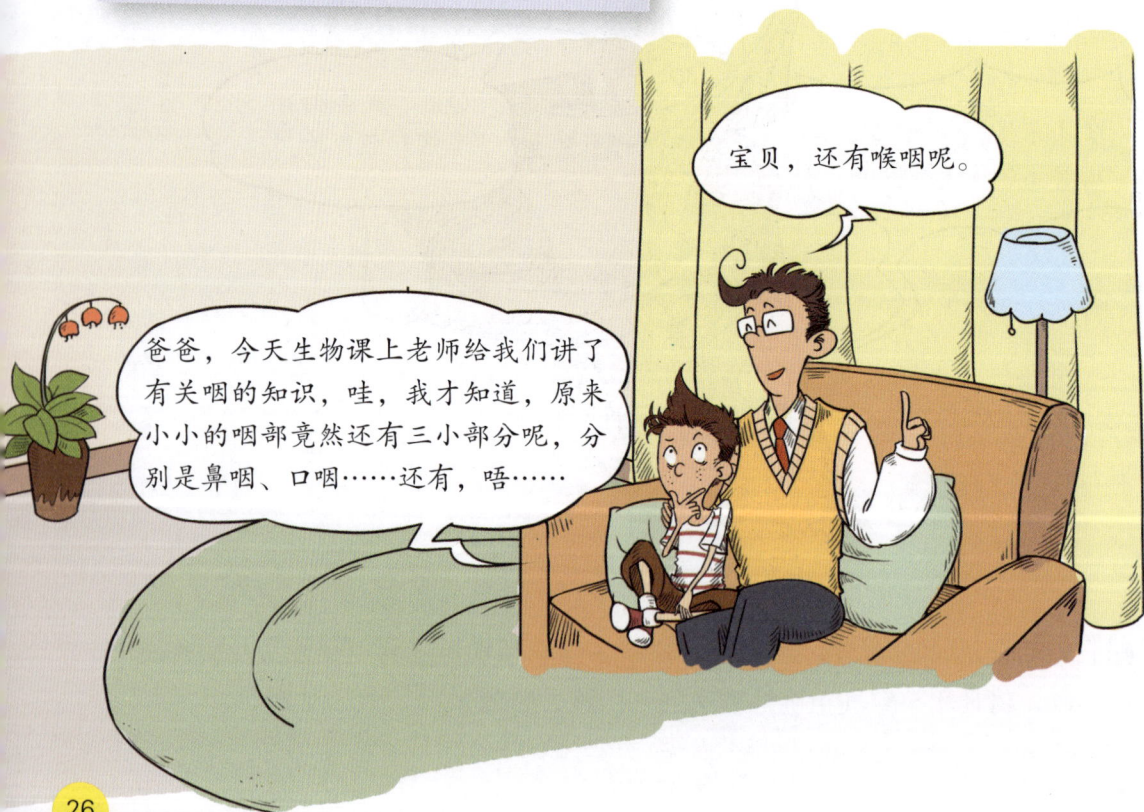

鼻咽
口咽
喉咽 — 气管

宝贝，还有喉咽呢。

爸爸，今天生物课上老师给我们讲了有关咽的知识，哇，我才知道，原来小小的咽部竟然还有三小部分呢，分别是鼻咽、口咽……还有，唔……

鼻咽是位于咽部最顶端的分部，可谓是咽部的公关部门，它的前端和鼻腔相连，在它的两侧壁上还有一个通向耳朵中耳鼓室的科室——呈镰状的咽鼓管咽口。

口咽是咽部和口腔实现直接沟通的一个小分部，原本它还很自豪自己的好位置，可很快麻烦就来了。原来位于舌根后部的会厌骨最喜欢"收藏"痰等异物，口咽作为负责交接的部分，只得"赶去"清理。不过，这还不算什么，最让它头疼的是口腔车间里的扁桃体窝，那个喜欢清除细菌的小东西，为了应付那些细菌，口咽不得不派出手下咽扁桃体和咽鼓管扁桃体去与口腔中的腭扁桃体、舌扁桃体直接结盟，组成一个淋巴防御组织，共同抵御细菌。

排在后面的喉咽主要负责将进入咽部的食团和空气进行分类。如果进入喉咽的是食团或液体，那么喉咽就会指示会厌软骨封闭气管那边的分叉口，避免这些食团和液体"误入歧途"，进入呼吸系统的气管中去。

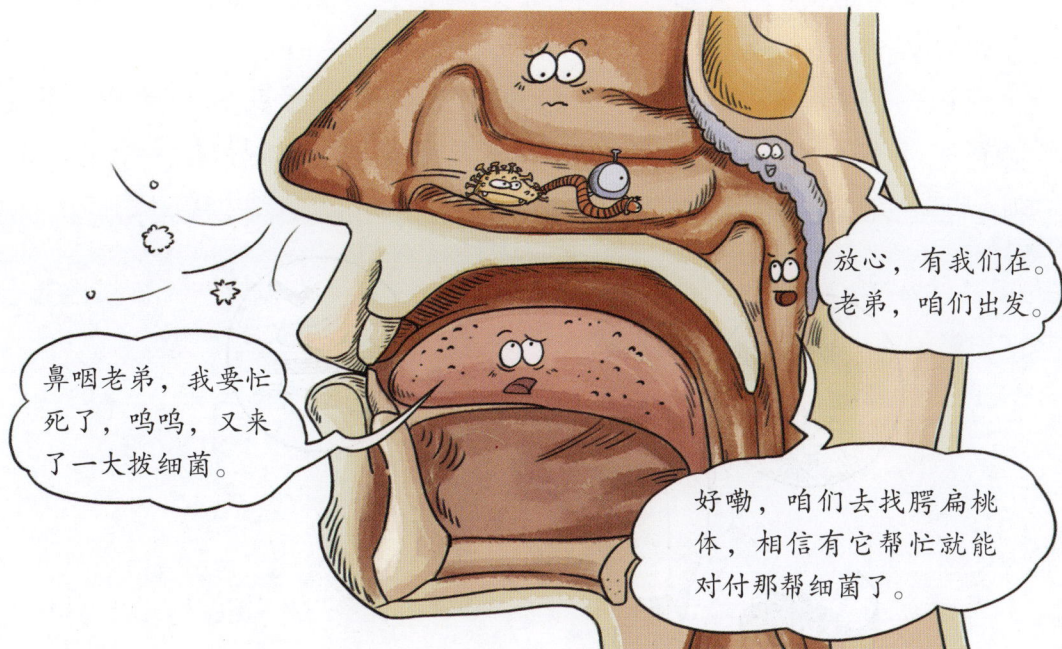

可见，咽部家族还真是一个相亲相爱的家族，它们彼此互助，从而保证了人类消化系统与呼吸系统的正常运行。

鱼刺哽在喉咙里怎么办

当我们吃鱼时不小心将鱼刺卡在了喉咙里，想咳又咳不出来时，又该怎么办呢？

（1）如果鱼刺较大而且扎得较深，无论我们怎样做吞咽动作，疼痛依然不减，但喉咙的入口两边以及四周都看不见鱼刺，此时，我们就应去医院进行治疗了。

（2）最好不要囫囵吞咽大块馒头、烙饼等食物。虽然有时这样做可以把鱼刺除掉，但有时这样不恰当的处理，不仅没把鱼刺除掉，反而使其刺得更深，更不易取出，严重时感染发炎就更麻烦了。

（3）我们可以试着用汤匙或牙刷柄压住舌头的前半部，在亮光下仔细观察舌根部、扁桃体及咽后壁，如果能找到鱼刺，可用镊子或筷子夹出。

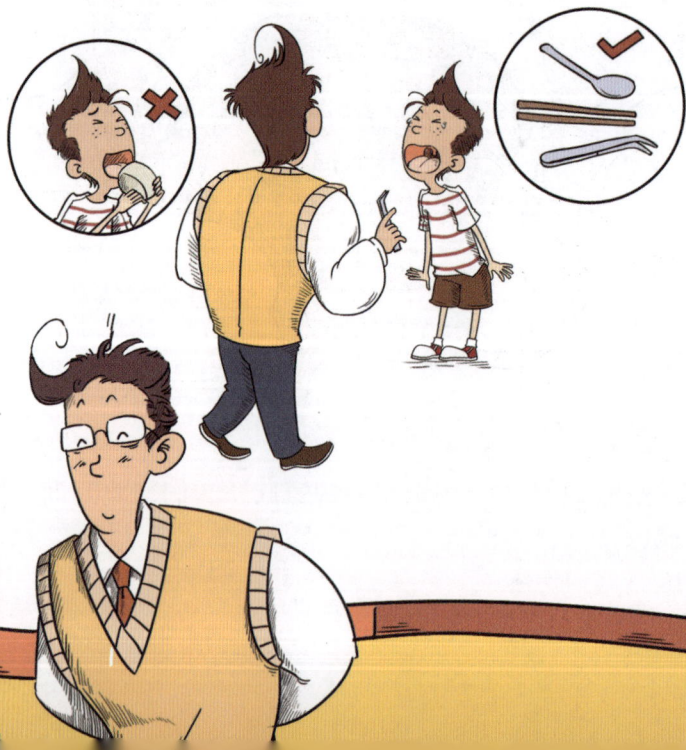

肌肉的真面目

　　肌肉主要是由肌肉组织构成的，可分为骨骼肌、平滑肌、心肌。其中，骨骼肌附着在骨骼上，而且是成对出现的，即一块肌肉朝一个方向移动骨头，另外一块则朝反方向移动骨头；平滑肌主要存在于消化系统、血管、膀胱、呼吸道和女性的子宫中，它能够长时间地拉紧和维持张力；心肌仅存在于心脏，它最大的特征便是具有耐力和坚固性。因此，它既能像平滑肌那样有限地进行伸展，又能利用像骨骼肌那样的力量来进行收缩。

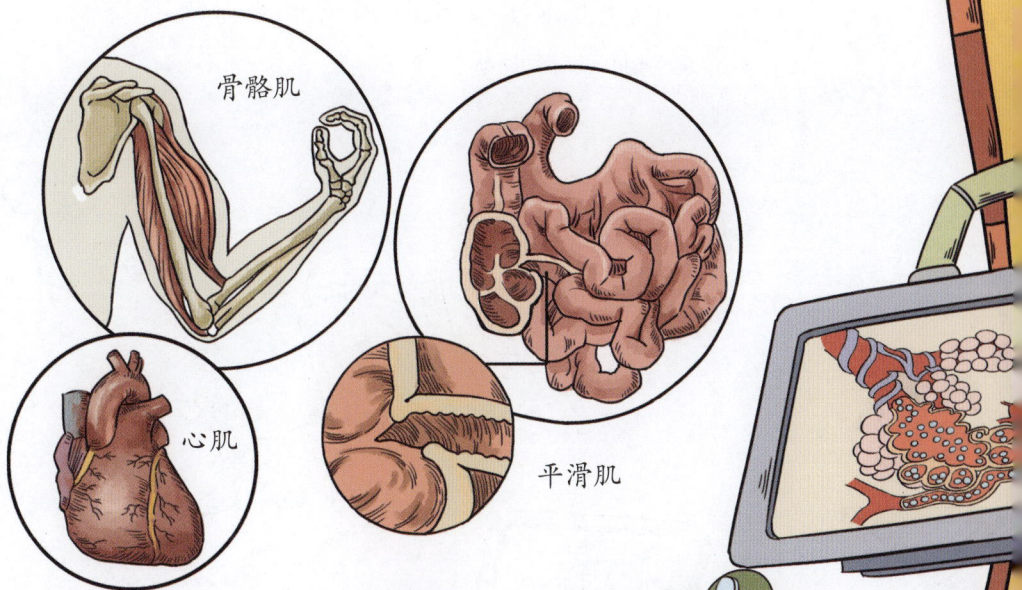

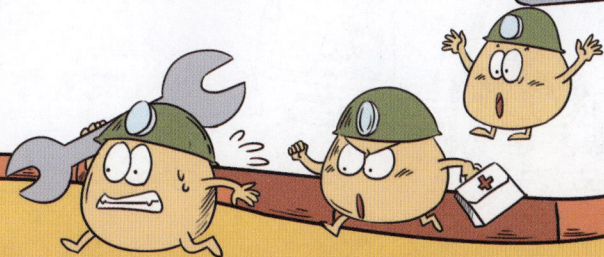

骨骼肌

心肌

平滑肌

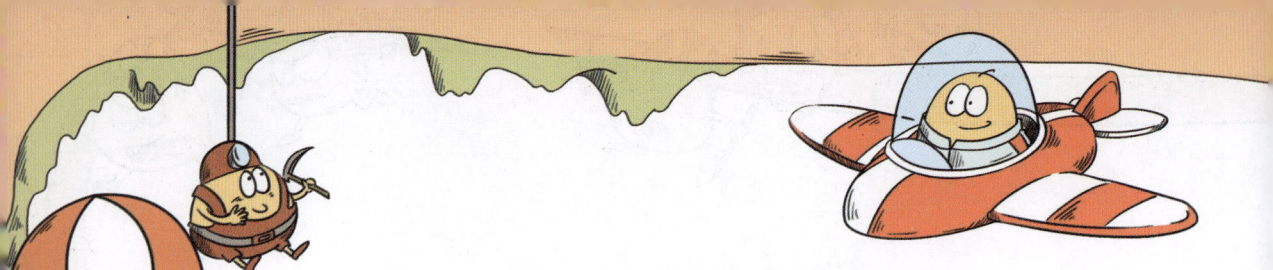

液体与三大物质形态

　　世界上的物质一共有三大形态，即液体、固体、气体。比如，水是一种液体，而木头就是一种固体，氧气则是一种气体。那么，关于这三大形态到底有没有一个具体的定义呢？

　　（1）液体：这一类物质具有一定的流动性，没有固定的形状，而且外形往往会受到盛装它们的物体的形状所影响。比如，水装在圆柱形的木桶里，我们的第一直觉便认为水也是圆柱形的。

　　（2）固体：它是物质的一种聚集状态，而且具有固定的体积和形状。

　　（3）气体：具有一定的流动性，可随时变形。

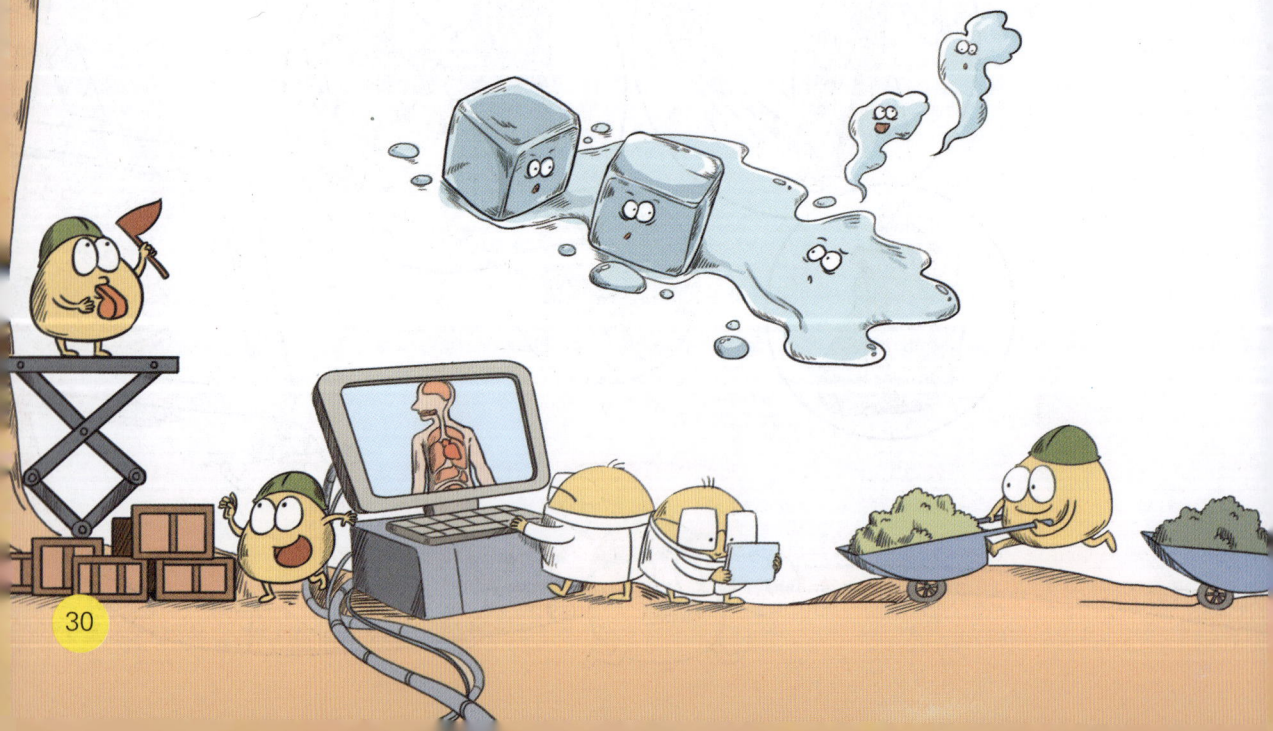

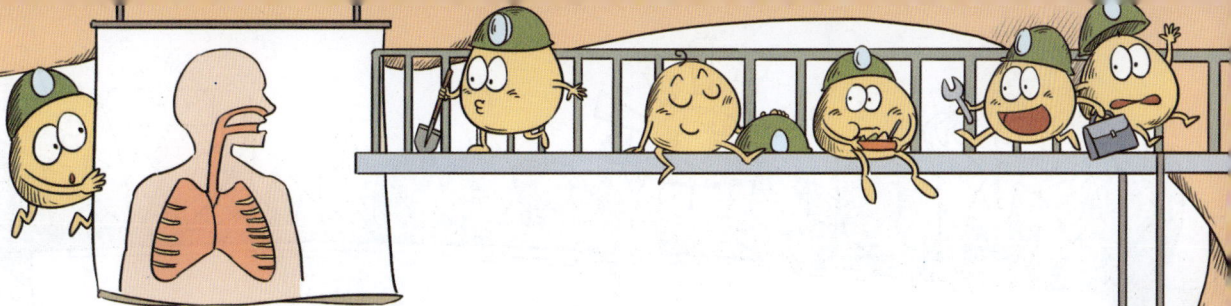

淋巴系统是什么

淋巴又名淋巴液，是一种无色透明的液体，分布于我们身体的各个部位，对我们的免疫系统具有非常重要的作用。而淋巴系统则是由淋巴细胞、淋巴管、淋巴结，以及一些非淋巴结的淋巴组织或器官（如扁桃腺、脾脏及胸腺）所构成的。每当我们的身体出现不舒服的症状时，淋巴系统便会做出一定的反应。比如，当我们的喉咙发炎时，淋巴结就会肿大，而当炎症消失时，淋巴结肿块便会自然缩小；若是我们不小心受了伤，组织变得肿胀不堪时，淋巴系统便会自行将那些积聚的体液排出，从而让体液恢复到正常的循环状态。

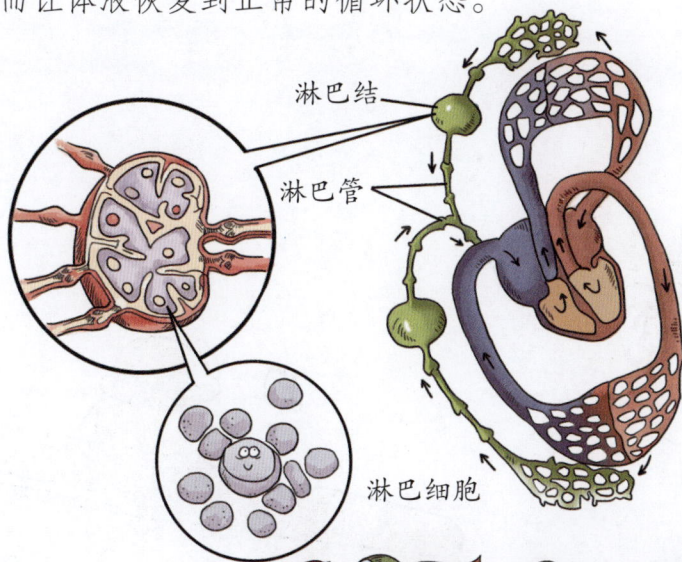

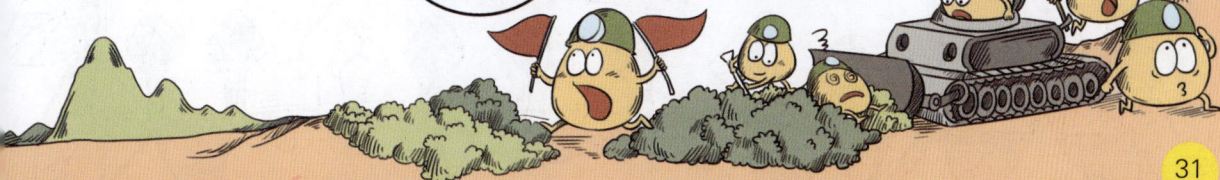

淋巴结

淋巴管

淋巴细胞

智慧蛋

1. 慢性咽炎是困扰不少成年人，尤其是男性的常见疾病。你知道应该如何呵护咽部，预防慢性咽炎吗？

2. 有时候感冒咳嗽，我们会咳很久，把嗓子都咳沙哑了。你知道咳嗽是怎么形成的吗？咳嗽对我们的咽喉有什么影响？

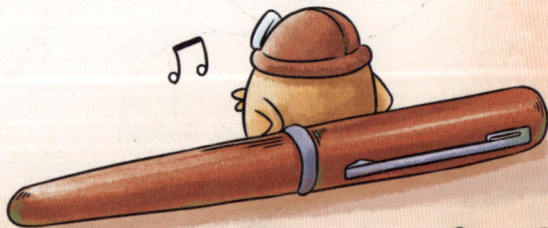

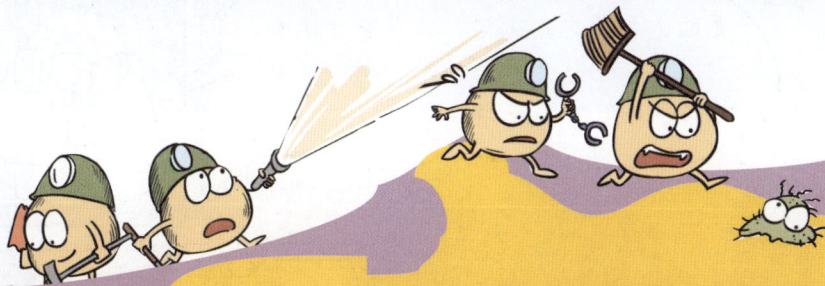

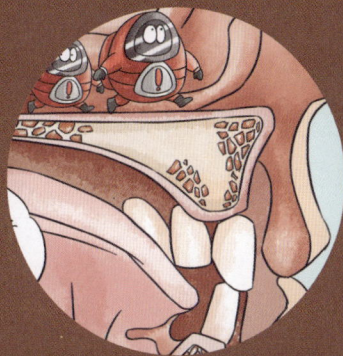

食管：

消化系统的食物"输送带"

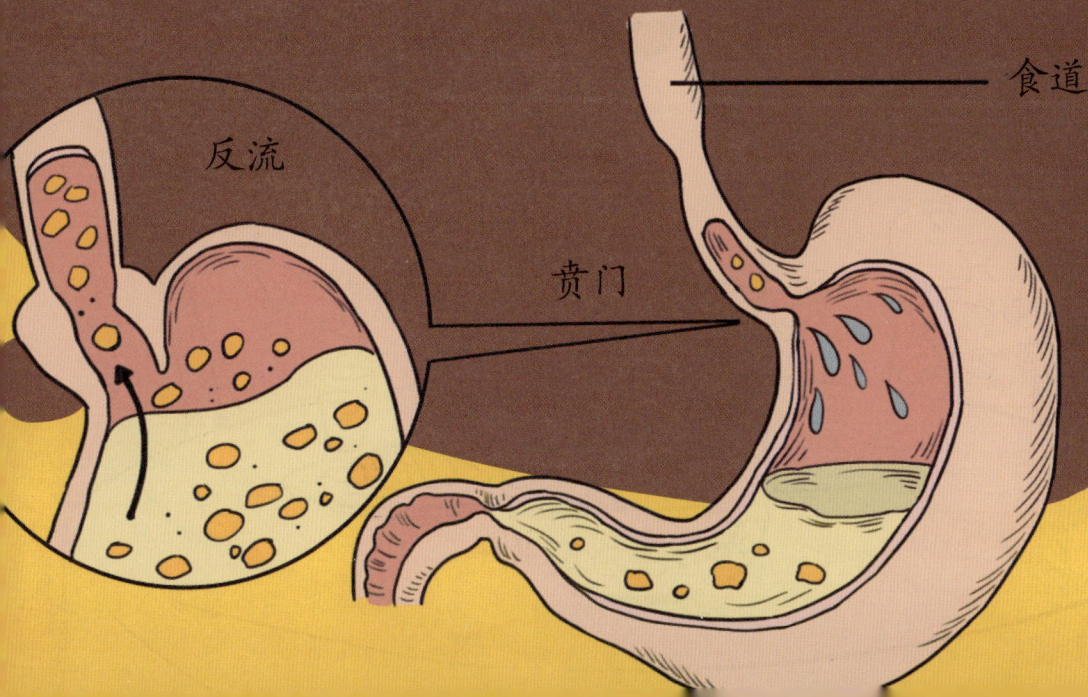

食道

反流

贲门

是的，食管先知先觉，只要有食团碰到入口，它就会开始蠕动，所以，大家工作的时候，要加倍留心。

食管：
流水线中的中间部门

　　食管虽然仅有 25 厘米左右的身高，但作为联系口腔、咽部和胃部的中间部门，它还特别划分出几个专职分部：颈段食管（与口腔相连）、胸段食管（作为运输带）、腹段食管（与胃部进行食团交换）。

爸爸，腌酸菜真是好吃呢，搭配粥吃真是绝配呢！

Stop！宝贝，酸菜里含有很多的亚硝胺，吃太多的话会损伤食管，还有致癌的危险。

哎呀呀，我要摔倒了，完全站不稳。

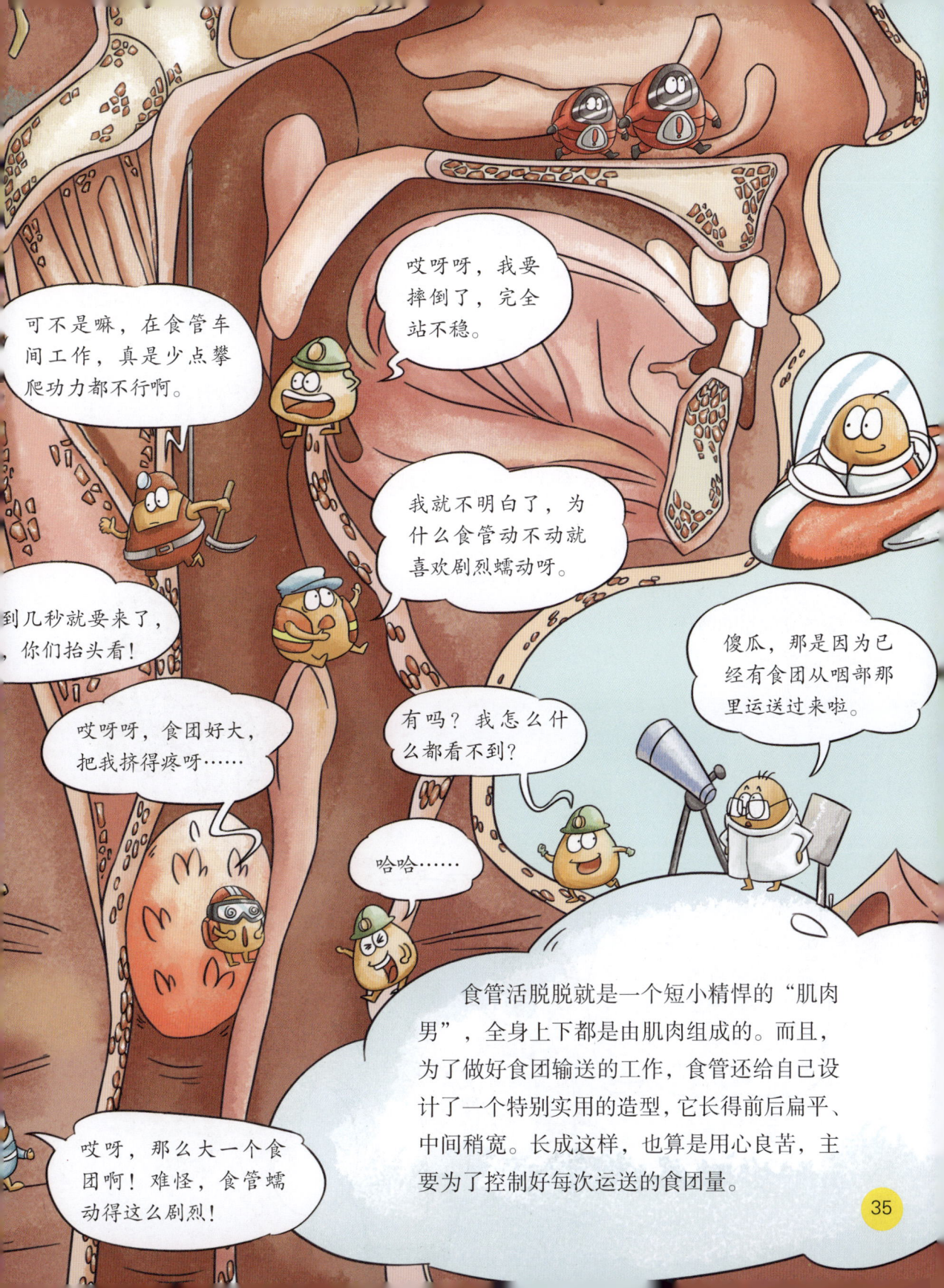

可不是嘛，在食管车间工作，真是少点攀爬功力都不行啊。

我就不明白了，为什么食管动不动就喜欢剧烈蠕动呀。

傻瓜，那是因为已经有食团从咽部那里运送过来啦。

到几秒就要来了，你们抬头看！

哎呀呀，食团好大，把我挤得疼呀……

有吗？我怎么什么都看不到？

哈哈……

哎呀，那么大一个食团啊！难怪，食管蠕动得这么剧烈！

食管活脱脱就是一个短小精悍的"肌肉男"，全身上下都是由肌肉组成的。而且，为了做好食团输送的工作，食管还给自己设计了一个特别实用的造型，它长得前后扁平、中间稍宽。长成这样，也算是用心良苦，主要为了控制好每次运送的食团量。

食管:
食物的输送带

对我们来说，食管是位于咽部和胃部之间的消化管，而且，它是随着颈部的伸长和心肺的下降逐渐增长的。不过，某些脊椎动物的食管不但作为消化系统的一部分而存在，甚至还能储存食物，如鸟类由食管膨大而成的嗉囊，便是储存食物的器官。而且，反刍动物的四个胃也是由食管演化而来的。

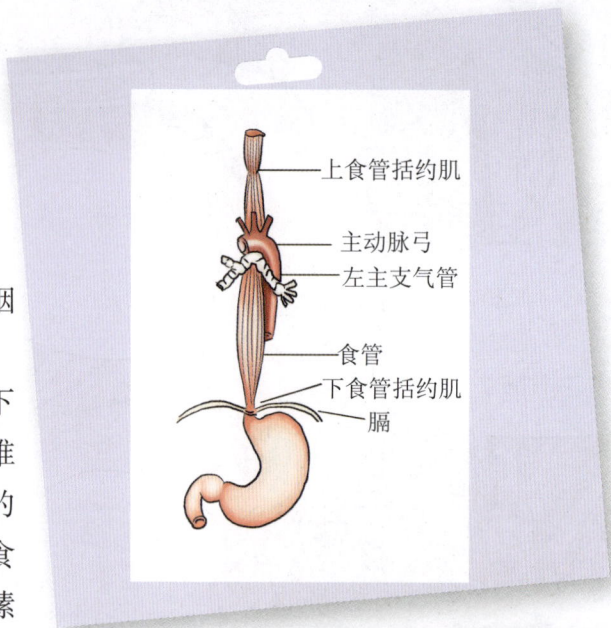

上食管括约肌
主动脉弓
左主支气管
食管
下食管括约肌
膈

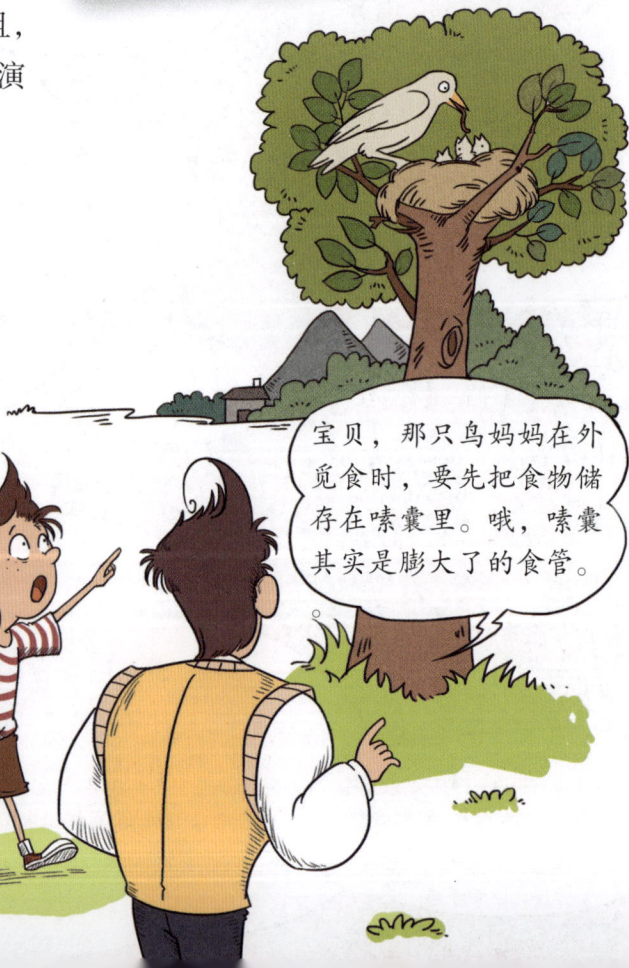

哇哦，还是乡村好玩。爸爸，快看，那只鸟妈妈在喂小鸟呢。咦，它的嘴巴能藏食物吗？我怎么感觉它一个劲儿地从嘴里吐小虫子呢？

宝贝，那只鸟妈妈在外觅食时，要先把食物储存在嗉囊里。哦，嗉囊其实是膨大了的食管。

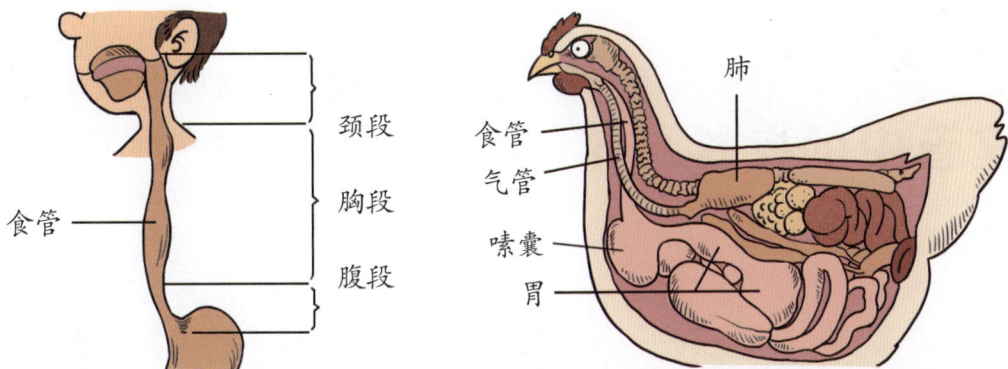

颈段
胸段
腹段

食管

肺
食管
气管
嗉囊
胃

食管在生长发育过程中，会出现如下状况：先是上皮细胞增殖，并逐渐由单层变为复层，从而使管腔变得狭窄，甚至会一度"封闭"，然后再重新出现，可谓神秘至极。通常，食管可分为颈段、胸段、腹段。比如，我们人类食管的分布便是如此。而脊椎动物食管的颈段则位于气管背后，以及脊柱前端；胸段则位于左、右肺之间的纵隔内，并通过膈孔与腹腔内腹直接相连；腹段短小，直接与胃部相连。

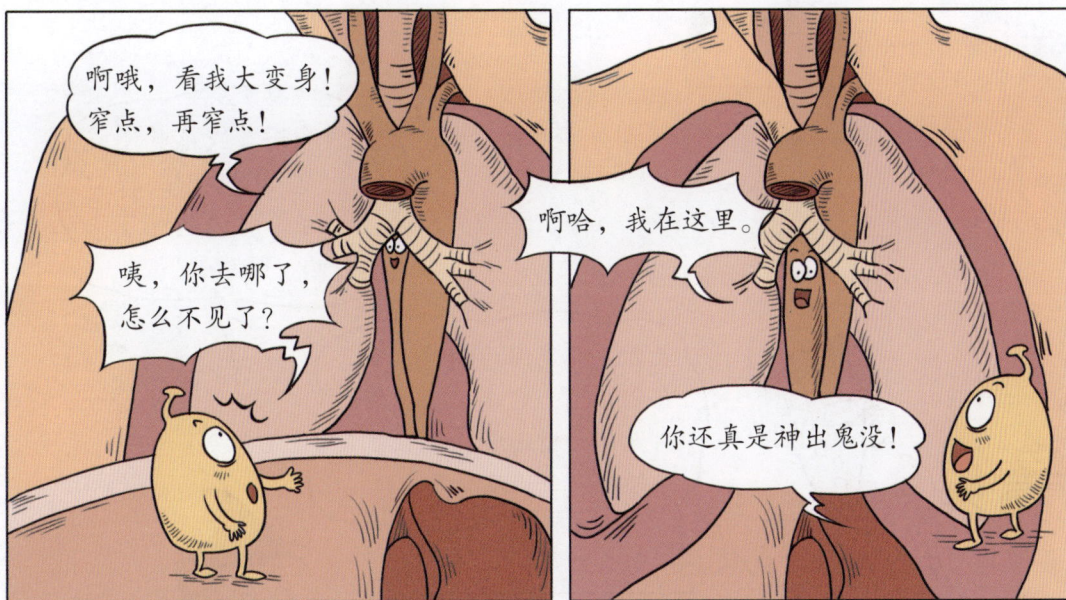

啊哦，看我大变身！
窄点，再窄点！

咦，你去哪了，怎么不见了？

啊哈，我在这里。

你还真是神出鬼没！

不管是人类的食管，还是动物们的食管，布局都非常合理到位，而且，在消化系统的整体运作中更是发挥着不可小觑的作用。

三大窄：
食管中的安检关卡

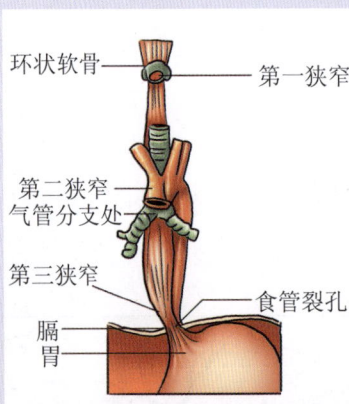

在整条消化系统的流水线中，食管可谓身负重任，它不但是将食物输送到胃部进行深加工的必要输送带，而且整个输送过程都是"机械自动化"，并拥有一个很专业的名称"食管蠕动"。不仅如此，它更会在运输途中严格控制进出自身的食团大小。为此，它还设置了三个"安检口"——三大窄。

环状软骨
第一狭窄
第二狭窄
气管分支处
第三狭窄
食管裂孔
膈
胃

呃，爸爸，我感觉刚吃下的鸡肉都梗在胸口了，可是我明明吃下去了。唔，好难受！

宝贝，那是因为咽喉下面还有食管呢，它是把食物输送到胃部的输送带，现在都梗在那儿，当然难受了。

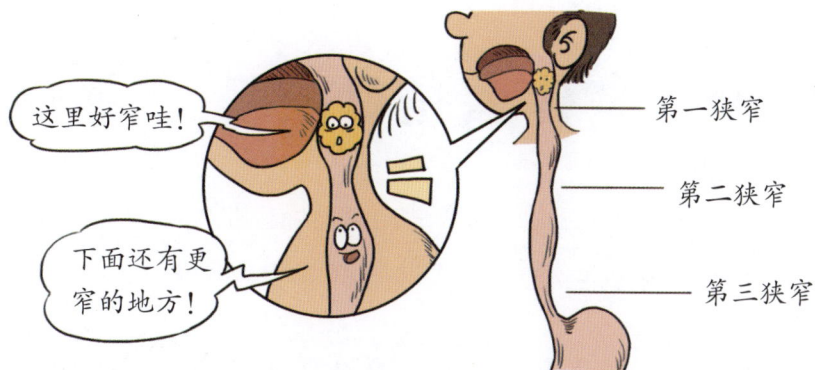

当食团进入食管之前，首先需要通过食管的第一个生理性狭窄，即食管上端和咽交接的位置；紧接着，小食团便会一个个继续前行，并在左主支气管跨过食管前方的位置，与食管的第二个生理性狭窄相遇；过了这道坎儿后，食团便会在食管中顺利下行了，"一路奔到"食管和胃部贲门的交界处——食管的第三个生理性狭窄。

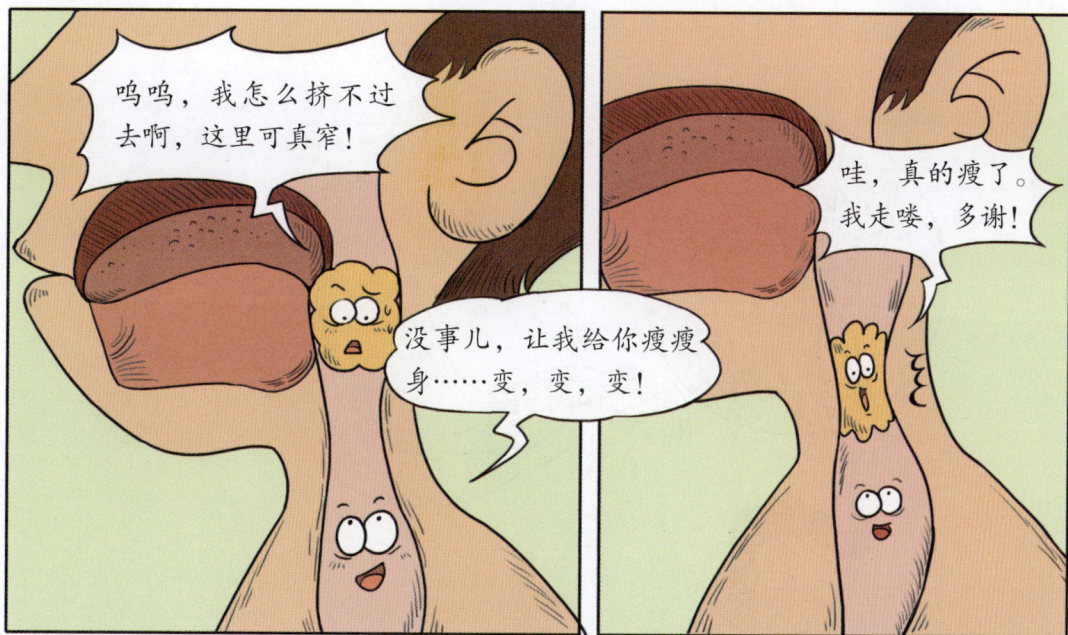

可见，正是经过层层把关，进入我们胃部的食团才不至于过大，从而保证消化系统能够正常运行，进而保护了我们的健康。

什么是贲门

在《难经·四十四难》中，有着这样的记载"胃为贲门"；而在《医宗必读》同样有着类似的记载"胃之上口，名曰贲门"。

其实，贲门是我们人类或是动物消化道的一部分，就位于食道和胃部的接口位置，恰好是胃部上端的入口。据说，食管中的食物便是从这里进入胃内的。而且，贲门处还布满了能够进行舒缩的肌肉，以防止进入胃内的食物和胃酸等反流进入食管。因此，一旦我们的贲门出现松弛的现象，胃内食物和胃酸便会反流入食管，便会致使食管受到腐蚀，从而引发一些炎症，继而影响我们的身体健康。

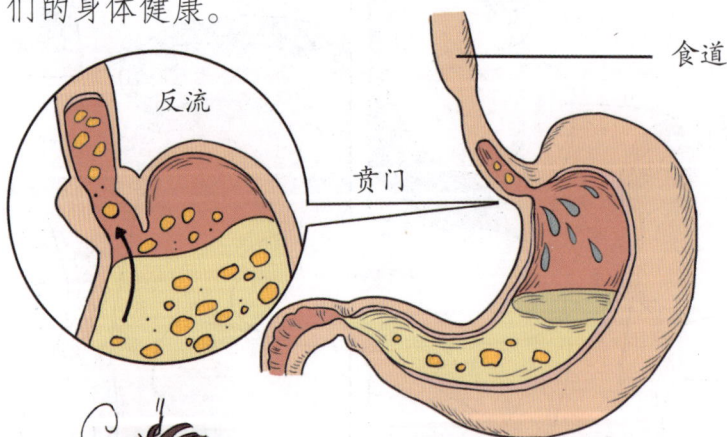

反流

食道

贲门

亚硝胺是致癌物吗

其实，亚硝胺是最重要的化学致癌物之一，而且，在一些食物（如熏腊食品）、化妆品、啤酒、香烟中都能发现亚硝胺的影子。比如，在熏腊食品中就含有大量的亚硝胺类物质。而某些消化系统肿瘤，像食管癌的发病率便与膳食中摄入的亚硝胺数量相关。如，人们一旦共同食用熏腊食品与酒，那么亚硝胺对人体健康造成的危害便会成倍增加。另外，亚硝胺还可在人体中合成，是一种很难完全避开的致癌物质。

不过，有实验证明，维生素 C 能够抑制亚硝胺的合成；而且，与上皮细胞分化密切相关的维生素 A 也有抑癌作用。因此，每天吃些胡萝卜和西红柿对我们的身体健康是非常有益的。

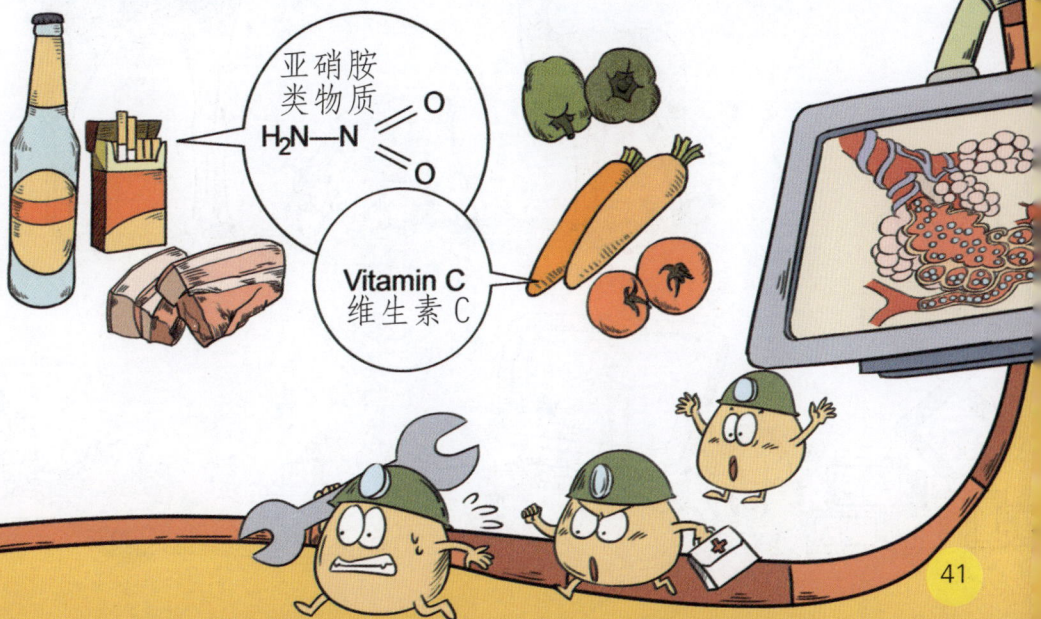

亚硝胺类物质 H_2N-N

Vitamin C 维生素 C

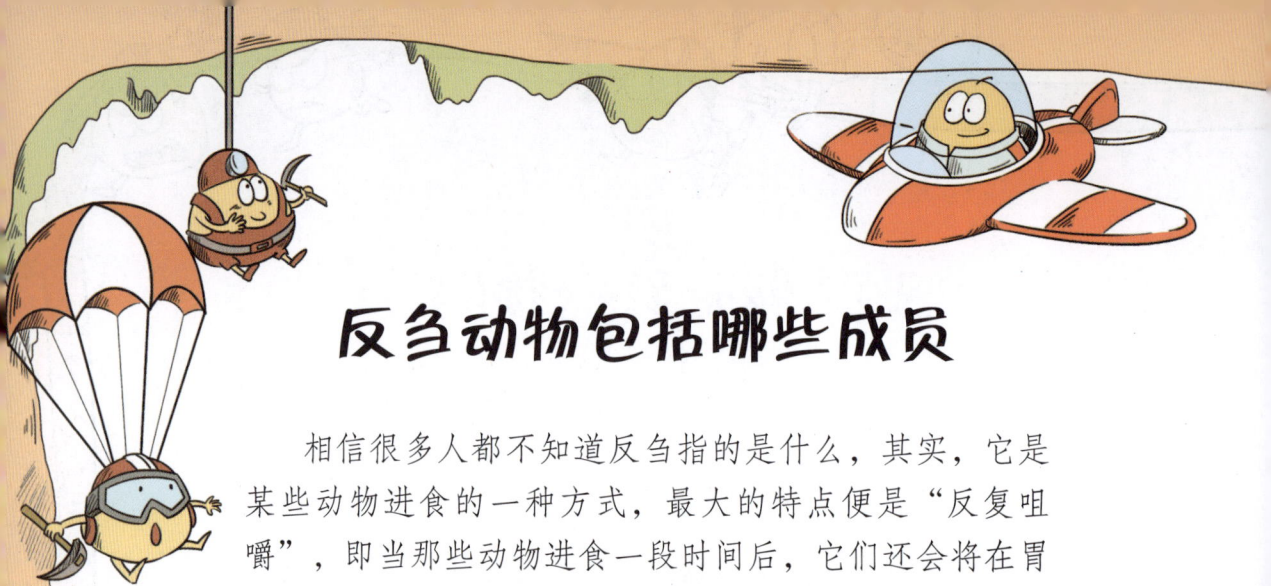

反刍动物包括哪些成员

相信很多人都不知道反刍指的是什么，其实，它是某些动物进食的一种方式，最大的特点便是"反复咀嚼"，即当那些动物进食一段时间后，它们还会将在胃中处于半消化状态的食物返回嘴里再次进行咀嚼，如此反复进行。

其实，反刍动物大多是一些食草动物，而且它们多数具有四个反刍胃，通常都没有上门牙，常见的反刍动物有羊、牛、长颈鹿、羚羊、羊驼、骆驼等。

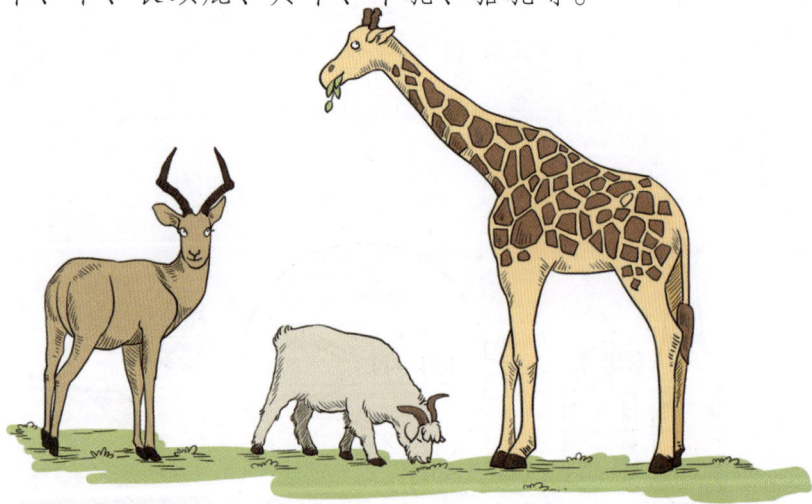

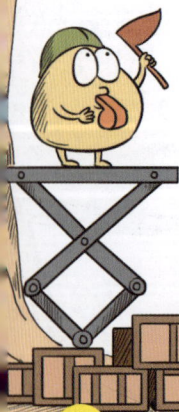

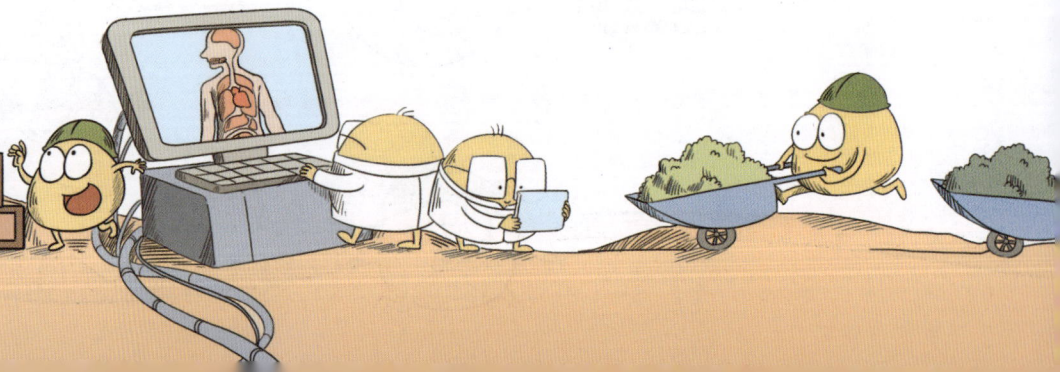

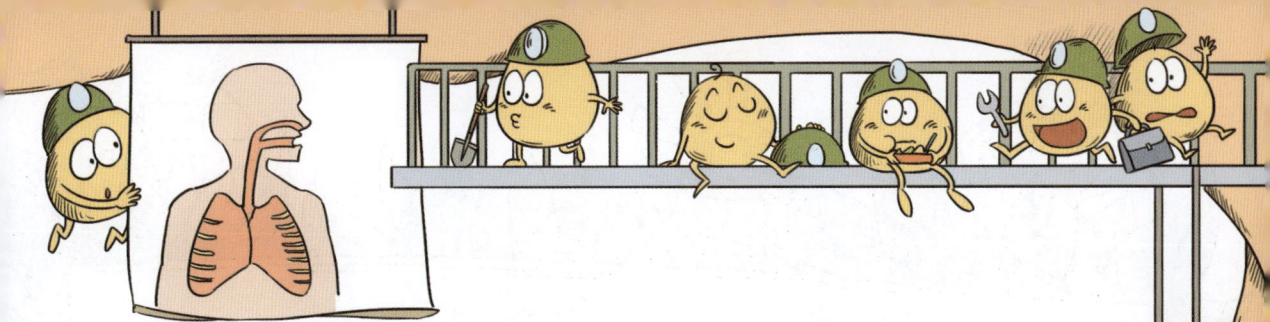

脊椎动物是一个大家族

　　脊椎动物，顾名思义是指那些具有脊椎骨的动物。这是一类数量最多，结构也最复杂，进化地位最高的动物，主要将它们归结为六大类：圆口类、鱼类、两栖动物、爬行动物、鸟类、哺乳动物。其中，圆口类常见的动物为七鳃鳗、盲鳗等；鱼类为鲤鱼、鲫鱼等；两栖类为青蛙、蝾螈、娃娃鱼等；爬行类为陆龟、鳄鱼、变色龙等；鸟类为麻雀、鹅、鸭子等；哺乳类为虎、狮子、狼等。

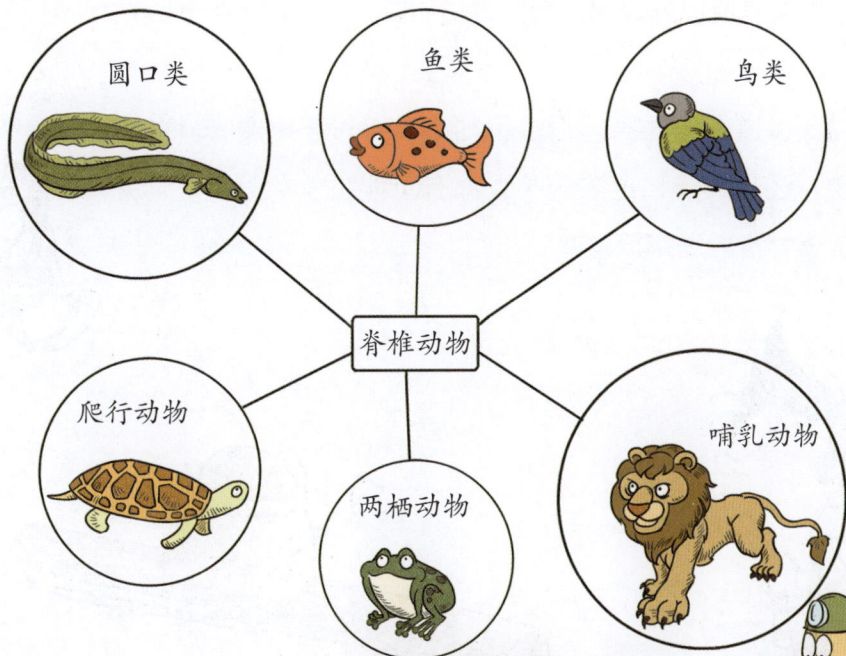

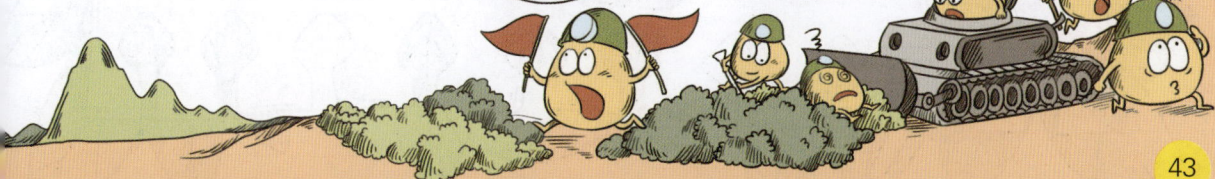

圆口类

鱼类

鸟类

脊椎动物

爬行动物

两栖动物

哺乳动物

智慧蛋

1. 人体内每一个器官和部位的生长都有自己的原理，那么为什么食管的形态会有"三大窄"？这"三大窄"对于我们的消化、呼吸有什么积极作用？

2. 食管癌是威胁现代人健康的一种重要疾病。你知道应该如何养成良好习惯，预防食道癌吗？

3. 食道发炎的原因很多，如果食用过于刺激辛辣的食物、过热的汤和过浓的茶，都有可能引发食管炎。你知道食管炎的发病原理吗？

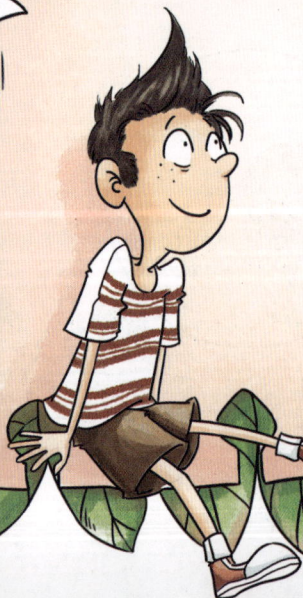

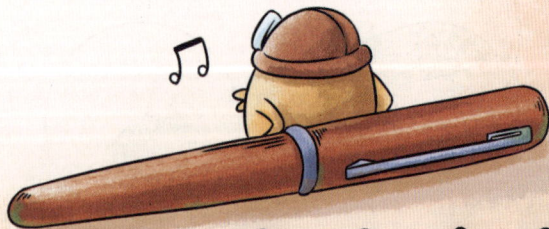

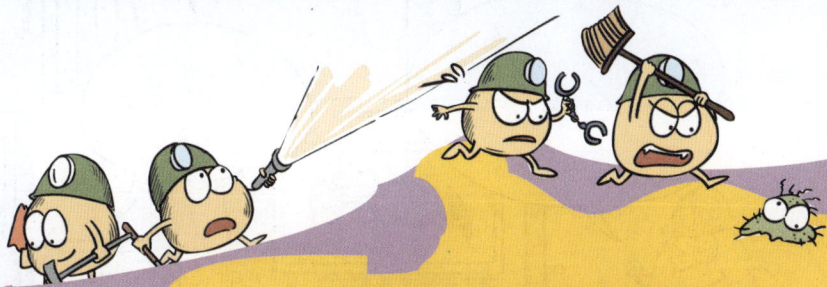

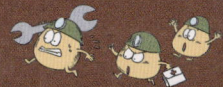

胃部：

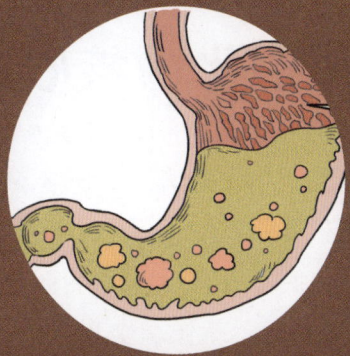

第四章

消化系统的食物打磨器

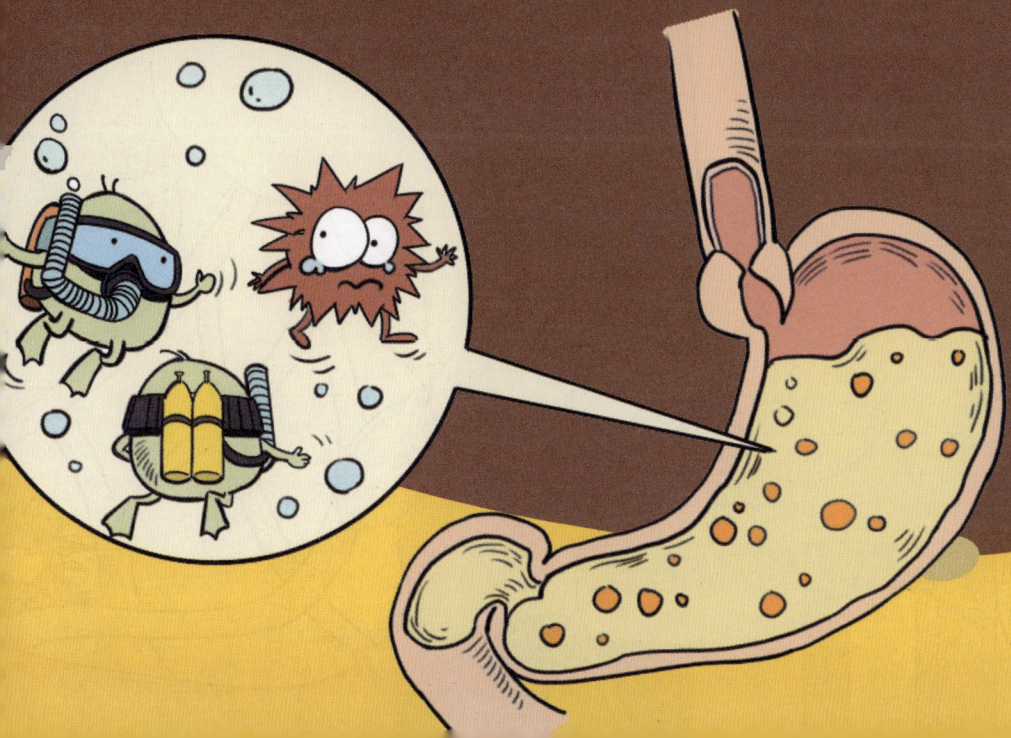

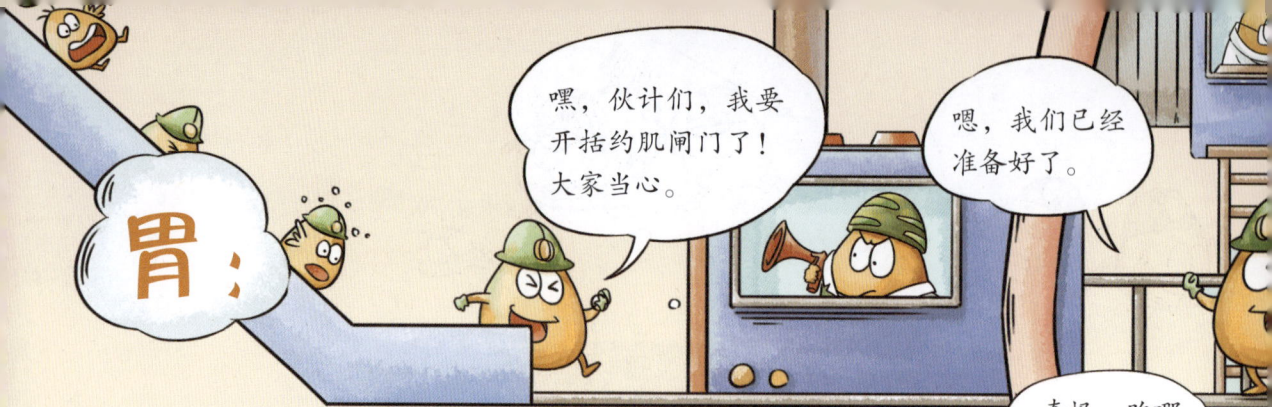

嘿，伙计们，我要开括约肌闸门了！大家当心。

嗯，我们已经准备好了。

胃：

奇怪，跑哪儿去了？

食物消化的核心车间

提起消化系统，相信很多人最先想到的便是"胃"，确实，它是消化系统整条流水线中的重点部门，而且是所有消化管中的超级大个头，胃部设有贲门、胃底、胃窦、胃体和幽门几个分部。它足足有 25 厘米长，就像一个囊袋似的，专门负责盛装我们吃下的食物原料，并一刻不停地将它们打磨、消化。

宝贝，看样子你是有点消化不良了，谁让你吃饭吃那么快，一下子分派给它那么大的任务，胃不闹脾气才怪！

爸爸，我感觉胃部胀胀的，好难受，我是不是生病了？

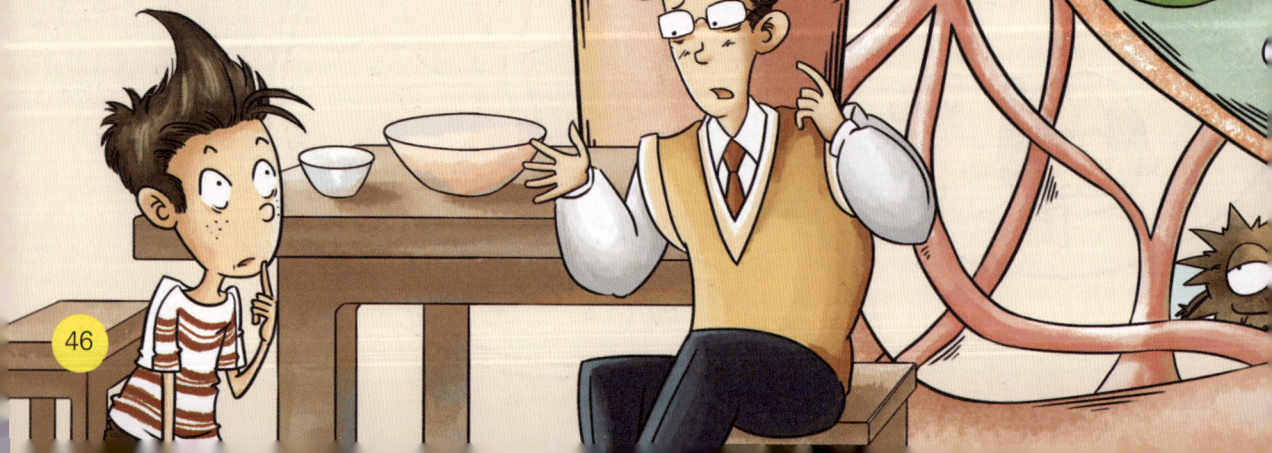

伙计们，又有食物从食道送下来啦，大家等会儿要抓紧清理。

注意，注意，我开门喽！

喂，胃黏膜吗？他今天吃了牛肉，我们需要更多的胃液来帮助消化。

快把食物推到胃液里去！嘿，不要偷懒！

好稠的液体啊，得加油搅拌搅拌。

收到。

天哪，这胃液可真是酸，幸好我们戴了防护罩。

大家再加把劲儿，让肌肉壁压缩力度再大些！我们需要它把食物压缩成糊状！

嘿哟，嘿哟！哇，终于大功告成。

　　胃老说："别看我只有 25 厘米上下，可是我的能力是惊人的。"胃这话说得一点都不夸张。胃，是所有消化管中的超级大个头，整个车间看起来就像一个囊袋一样，成年人的胃足足可以装下 1000~3000 毫升的食物原料呢！关键是，光是收纳食物还不够，胃还能将食物打磨、消化。所以说，胃这海口夸得不无道理呀。

胃：

人与动物的胃一样吗

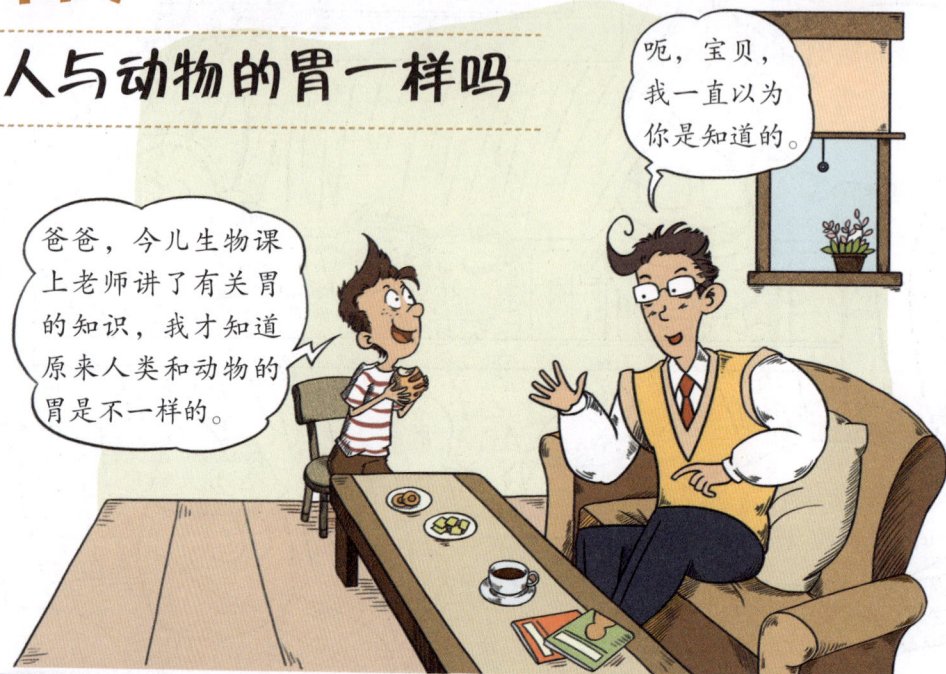

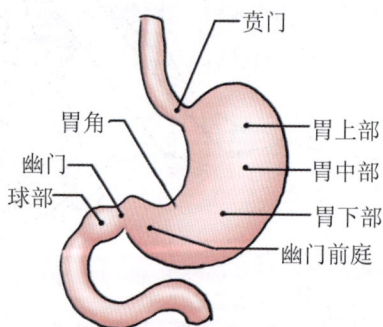

呃，宝贝，我一直以为你是知道的。

爸爸，今儿生物课上老师讲了有关胃的知识，我才知道原来人类和动物的胃是不一样的。

- 贲门
- 胃角
- 幽门
- 球部
- 胃上部
- 胃中部
- 胃下部
- 幽门前庭

在生物界中，人类的胃与动物的胃是不一样的，不仅仅限于外形，就连称呼也不一样，我们通常将动物的胃称为"肚子"，比如，猪肚子就是猪的胃。而且，动物们胃的形态跟它们的体型也有一定的关系，有些动物甚至都没有胃，比如，针鼹、鸭嘴兽等。

若是具体论起"胃"的形状，我们不妨先将动物们分为如下几大类：灵长类、食肉类、食虫类、鱼类、有尾两栖类、蛇类、哺乳类、鸟类等。其中，灵长类、大多数食肉类，以及不少食虫类动物，它们的胃通常是单腔器官；而大多数鱼类、有尾两栖类、蛇类们，则因为它们有着细长的身体，胃部便跟个纺锤似的，直接位于身体内部；哺乳类动物们大多有着粗短的身体，因此它们的胃就像个弯曲的袋子，横卧在它们的腹腔内；鸟类们的胃却又分成两部分，位于前面的部分称为腺胃，专门负责分泌消化液，而后面的部分则为肌胃，专门借助鸟儿们吞食的沙粒来研碎食物。

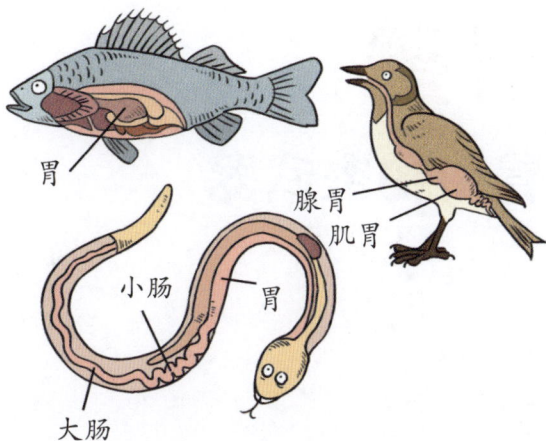

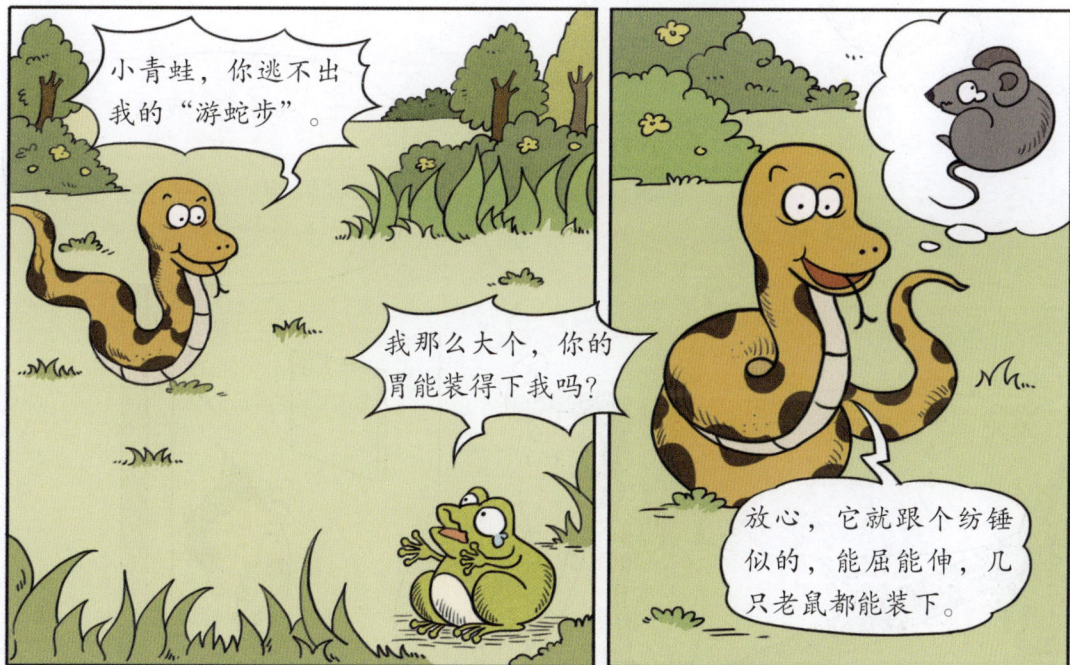

显然，动物们的胃真是千奇百怪，而且，这也足以说明不同的物种之间是存在明显差异的。那么，我们人类的胃呢，它又是怎样的一个形态？别急，我们将在下文看到关于人类胃部的详细介绍。

胃壁：
胃的秘密武器

其实，胃还是一个会分泌胃液的部门，不过那胃液却是酸得"吓人"。那么，它为什么要分泌那么酸的胃液来为难自己呢？原来竟有两方面的缘故呢：一来，高浓度的胃酸能杀死胃中的细菌；二来，在胃内部工作的胃蛋白酶要在酸性环境中才能"施展才华"。

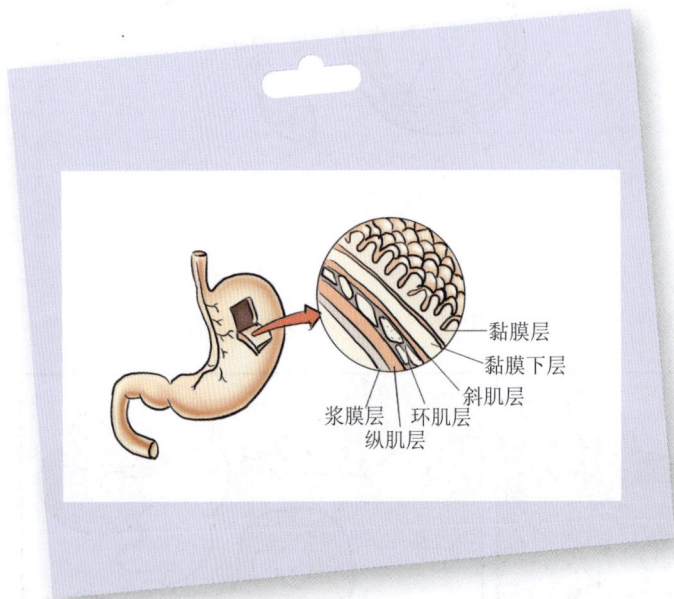

黏膜层
黏膜下层
斜肌层
浆膜层　环肌层
纵肌层

爸爸，救命啊，我只踢了一会儿足球，胃怎么又酸又疼呢？啊，疼死了，我的胃不会被胃液消化掉吧？

宝贝，那是因为你刚吃完饭就运动的缘故，胃液才不会把胃消化掉呢。

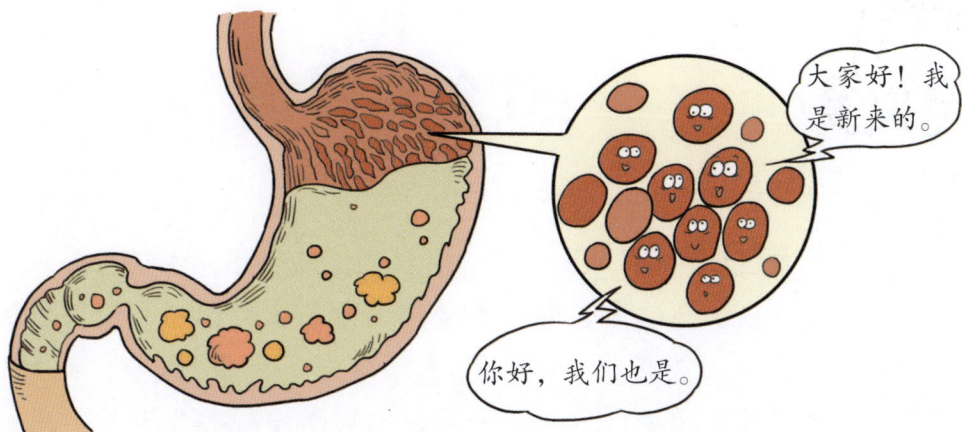

大家好！我是新来的。

你好，我们也是。

　　为了让胃液既能消化食物，又不损伤到自己，胃特意为自己"造"了一个拥有再生能力的胃壁。而且，胃壁大概每分钟就能产生 50 万个新细胞，也就是说，最多需要三天的时间，便可以再生出一个胃来。

　　当然，打造如此强大的胃壁，一点马虎都容不得，胃壁足足有 4 层，分别为黏膜层、黏膜下层、肌层和浆膜层。其中当属黏膜下层最厉害，瞧，在它的外面覆盖着很厚的上皮细胞，而且，那些上皮细胞还紧紧挨在一起，就像一道"铜墙铁壁"，避免胃液乘机渗入胃壁的里层。

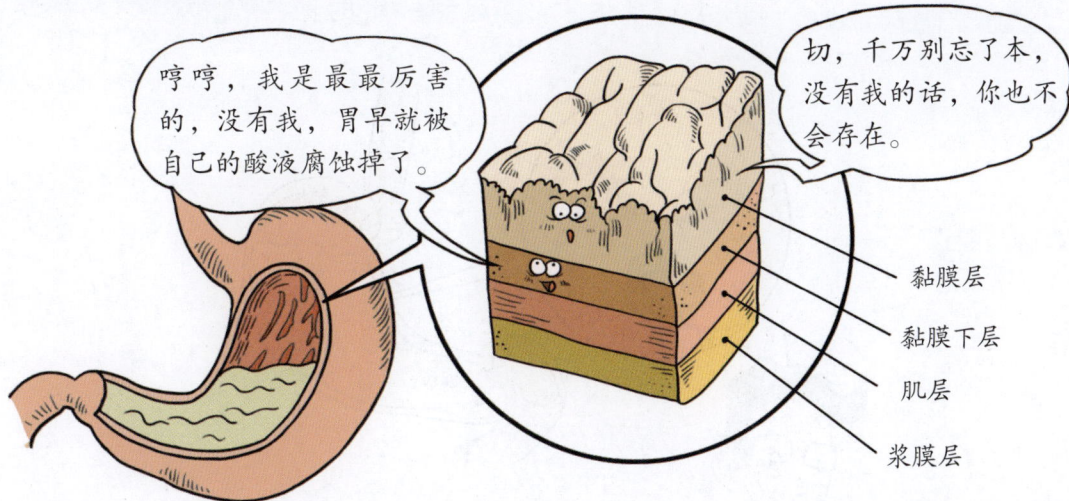

哼哼，我是最最厉害的，没有我，胃早就被自己的酸液腐蚀掉了。

切，千万别忘了本，没有我的话，你也不会存在。

黏膜层
黏膜下层
肌层
浆膜层

　　显然，正是因为如此独大的预防措施，胃才不会被自己分泌的胃液融化掉。

什么是胃液

胃液是胃腺各种细胞分泌的混合物，而纯净的胃液是一种无色透明的酸性液体，pH值为0.9~1.8，主要成分包括盐酸、胃蛋白酶原、黏液和"内因子"（内因子是由胃黏膜壁细胞分泌的糖蛋白。内因子可与维生素B_{12}结合，是B_{12}肠道吸收的必要因子）。而且，它们所发挥的作用是不同的。

（1）盐酸能激活胃蛋白酶原，并为胃蛋白酶发挥作用提供了酸性环境；能杀死进入胃内的细菌；可促进胰液和胆汁的分泌；有益于人体对钙离子和铁离子的吸收。

（2）胃蛋白酶原被激活成为胃蛋白酶后，可将蛋白质水解为肽和胨。

（3）黏液会保护胃黏膜，以免它受到机械或是化学方面的损伤。

（4）内因子对维生素B_{12}起到一定的保护作用。

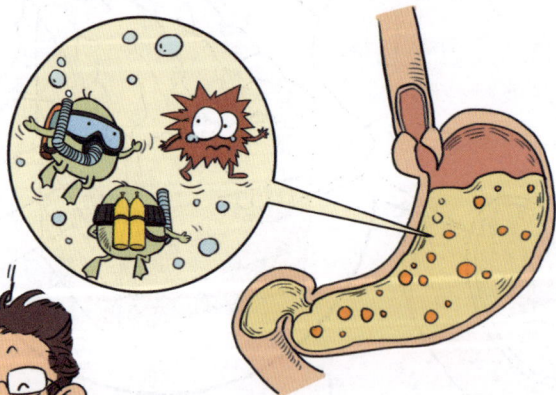

胃蛋白酶的作用是什么

　　胃蛋白酶是一种消化性蛋白酶，并非由细胞直接生成，而是由胃部中的胃黏膜主细胞所分泌的胃蛋白酶原，经胃酸（pH 值为 1.5~5.0 时）刺激后才形成的。

　　它是胃中唯一的一种水解蛋白酶，具有消化蛋白质的能力，即将蛋白质一部分分解为肽，一部分又分解为酪氨酸、苯丙氨酸等氨基酸。

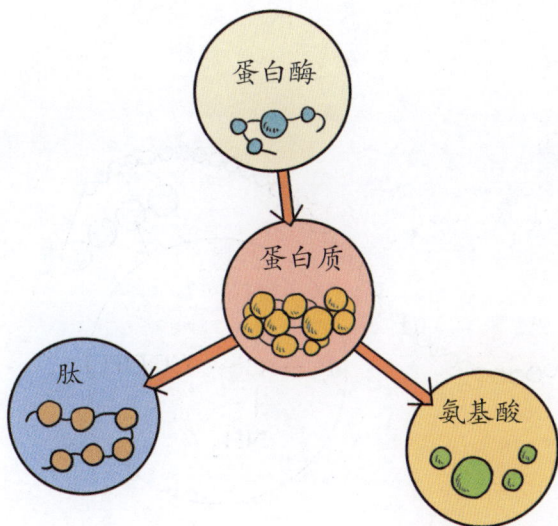

蛋白酶

蛋白质

肽

氨基酸

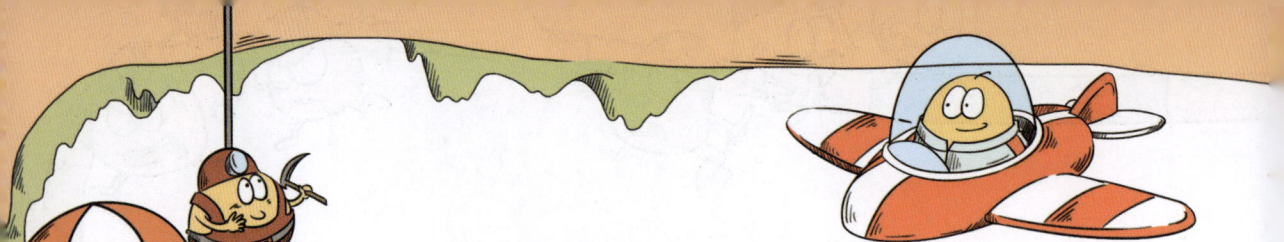

氨基酸的真面目

氨基酸，顾名思义，它也是一种酸，而且是一种含有氨基的羧酸。不过，千万不要小瞧了这种有着怪怪结构式的羧酸，要知道，我们体内的蛋白质便是由20种氨基酸构成的。显然，氨基酸还是蛮大的一个家族，那么它家族中都有哪些成员呢？

我们可根据营养学将氨基酸分为如下成员：

（1）必需氨基酸：赖氨酸、色氨酸、苯丙氨酸、蛋氨酸、苏氨酸、异亮氨酸、亮氨酸、缬氨酸等。

（2）半必需氨基酸：精氨酸、组氨酸等。

（3）自身可合成氨基酸：甘氨酸、丙氨酸等。

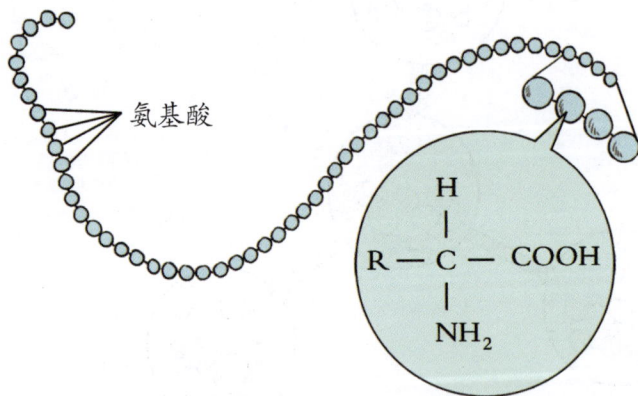

氨基酸

$$R - \overset{\overset{\displaystyle H}{|}}{\underset{\underset{\displaystyle NH_2}{|}}{C}} - COOH$$

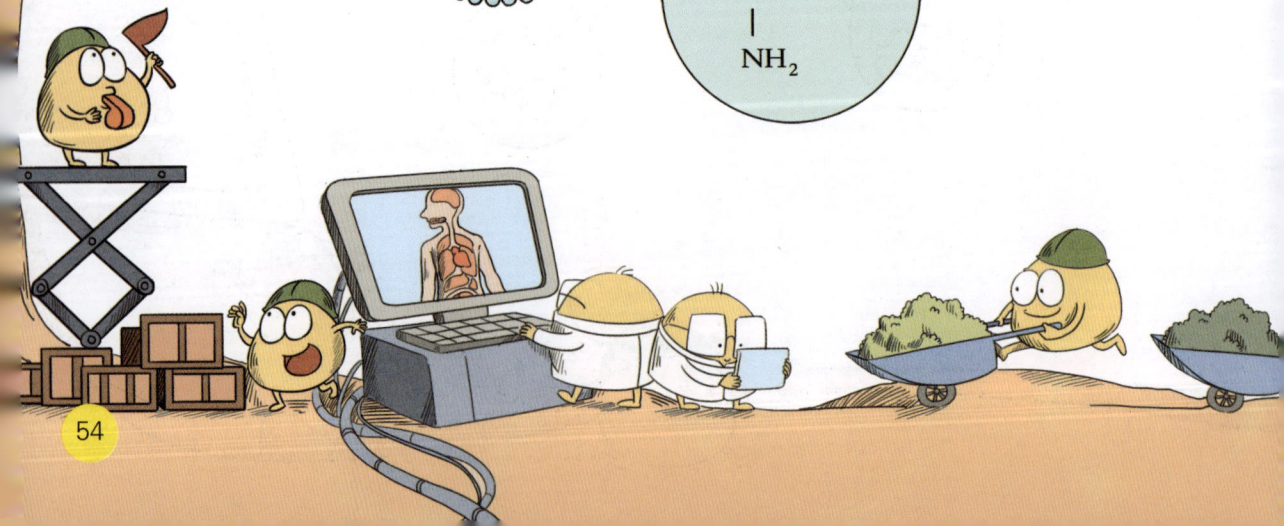

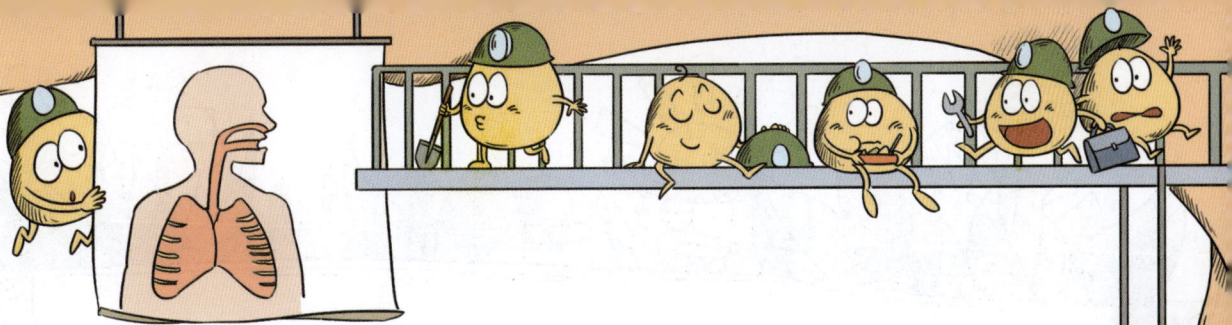

神秘的组胺

　　初听组胺的名字，我们很可能会将它与某种组织联系在一起，其实它不过是一种活性胺化合物，是我们身体的一种化学传导物质。

　　在我们体内，它主要藏在那些肥大细胞内，或是肺、肝以及胃的黏膜组织内。而且，身为一种传导物质，每当我们发炎或是过敏时，它都会扮演一个重要角色，不时地参与其中，它甚至还会影响我们的脑部神经，从而让我们感到昏昏欲睡。

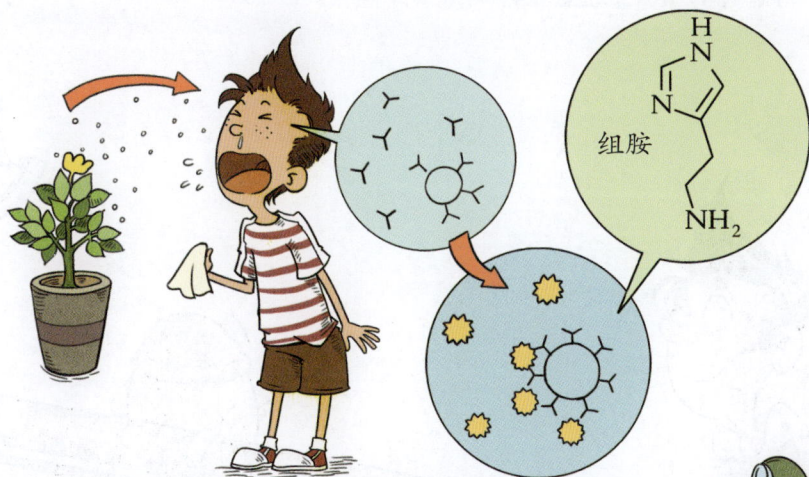

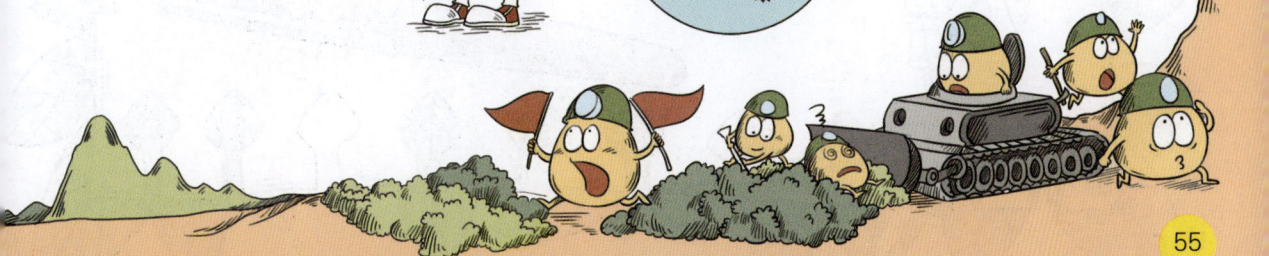

组胺

智慧蛋

1. 生活中，不少人有饭后散步的习惯，到底饭后是否适合散步？

2. 人们总说"饭后果"，到底饭后吃水果好不好？水果应该安排在什么时候吃最有利于消化？

3. 吃饱饭后，不少人会有洗澡的习惯。这种习惯到底好不好？饭后洗澡会影响消化吗？

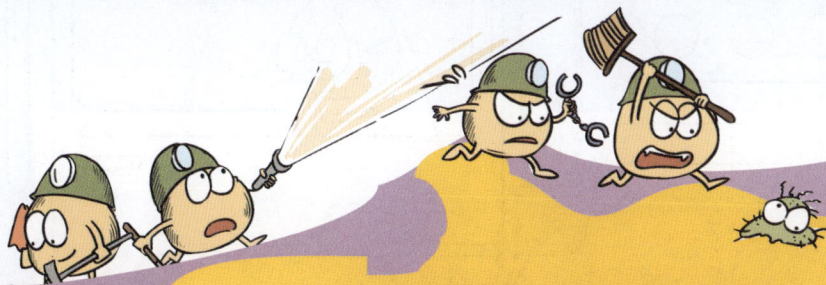

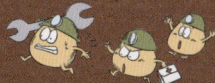

第五章

小肠：

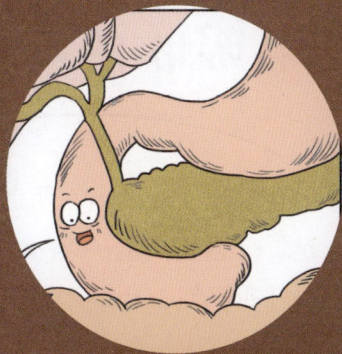

消化系统的营养吸收仪

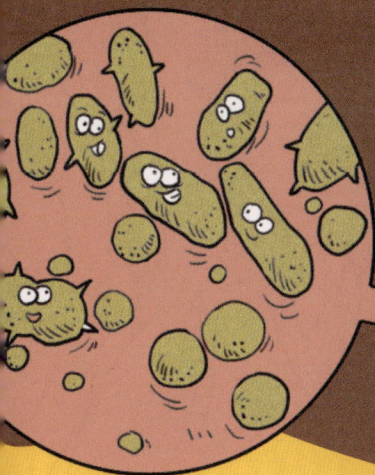

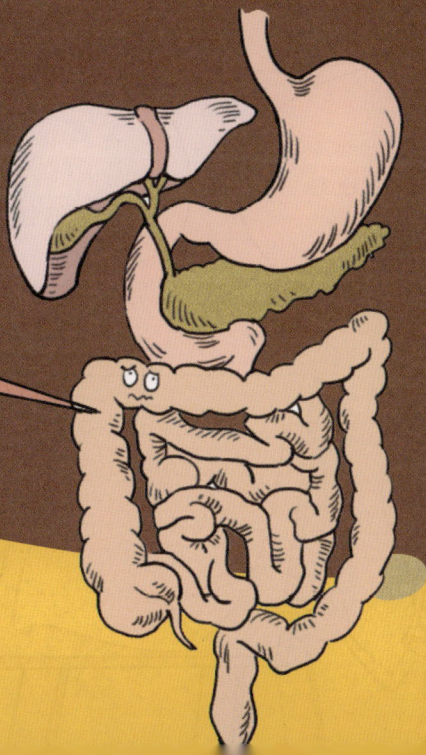

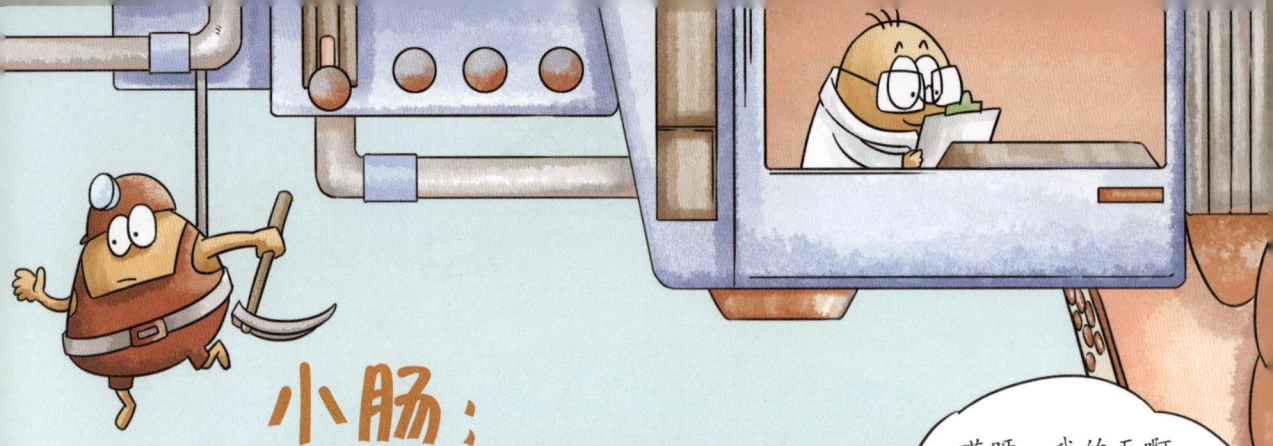

小肠：

营养吸收的流水线

哎呀，我的天啊，今天有得忙了，一大波食糜从幽门那边运送过来。

"小肠"这个名字听起来好像很不起眼，感觉就是一条很小很小的肠道。其实不然，小肠不仅不小，而且功能非常强大，地位更是举足轻重。这是为什么呢？原来它就位于人体的中间位置，是消化系统中最重要的一个环节呢。

爸爸，为什么同学们今年都长高了，就我还是原地踏步？我明明吃了很多的。

宝贝，那可能是你小肠的吸收功能不够强吧！

小肠在人体小工厂的中间位置，它的入口处和胃部的出口幽门紧挨着，出口处则直通往大肠。小肠是专门负责食物深加工和营养吸收的流水线。为了让整个小肠流水线各司其职，小肠将整个流水线划分为十二指肠、空肠和回肠三个车间。这三个车间加起来，全长足足有6米呢。

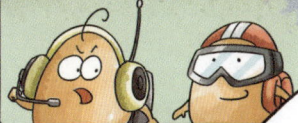

大家当心点，幽门括约肌已经放松了。

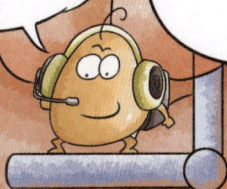

那我就负责接收肝脏运动过来的胆汁吧，接收完了，我负责喷洒。

要喷洒胆汁吗？哎呀，那东西又苦又黏。

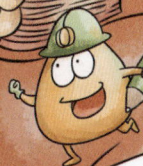

行，抓紧工作吧，我负责派发胰腺运送过来的消化酶，这样可以增强对食糜的营养吸收。

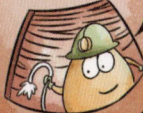

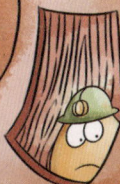

没办法啊，小肠液送过来的消化液没法溶解脂肪啊。

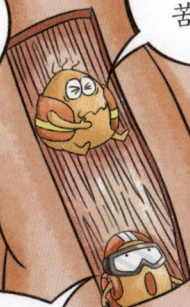

这些黏糊的胆汁，可是消化脂肪的专家呢。

哈哈，在我们努力消化吸收的同时，小肠会有蠕动，帮我们提升工作效率的，你脚下当心点。

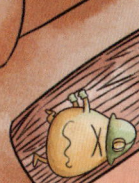

哎哟喂，一不小心，摔了个四脚朝天。

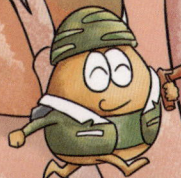

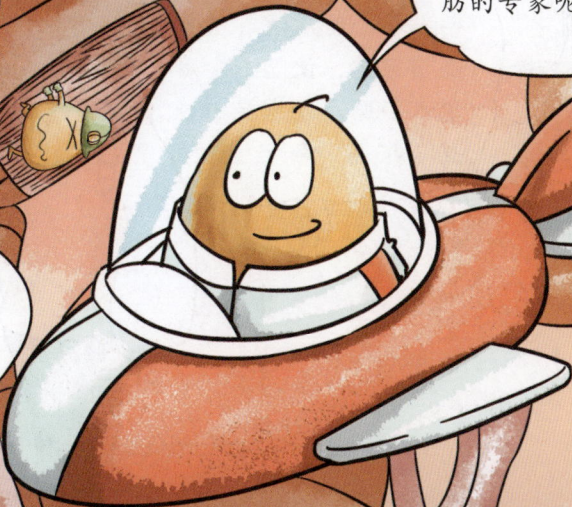

59

十二指肠:
小肠派出的接棒员

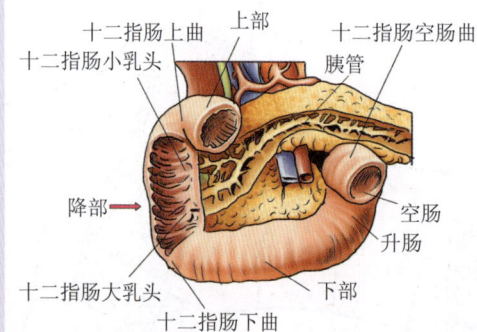

十二指肠上曲　　上部　　　十二指肠空肠曲
十二指肠小乳头　　　　　　　胰管
降部　→
　　　　　　　　　　　　　　空肠
　　　　　　　　　　　　　　升肠
十二指肠大乳头　　　下部
　　　　十二指肠下曲

其实,细菌躲在胃里,要远比藏在小肠里为我们带来的困扰小很多。这是为什么呢?原来呀,食物在胃车间里停留的时间最多不会超过三个小时,而食糜却要在小肠里足足驻留八个小时左右。在这段时间里,那些在胃车间里没有被杀死的细菌若是作起怪来,后果可是不堪设想呢。

哎哟,肠炎可真难受,还要输液。可是有一点我不明白,为什么晚上六点钟吃的烧烤,到现在才发作呢?真是要了我的小命了。

那是因为细菌进入胃部两三个小时后没有被彻底消灭掉,便随着食糜进入小肠,故意在小肠里"作怪"呢。

作为消化系统中较为重要的一个部门，既然会有细菌侵入的危险，小肠车间自然会拼尽全力"预防"。于是，它便指派了自己的得力干将十二指肠负责核查从胃部输送进来的食糜，并让它作为自己的入口。

可见，作为和胃部直接联系的十二指肠是多么的重要，可是它却偏偏拥有一个那么奇怪的名字，它也曾问过小肠

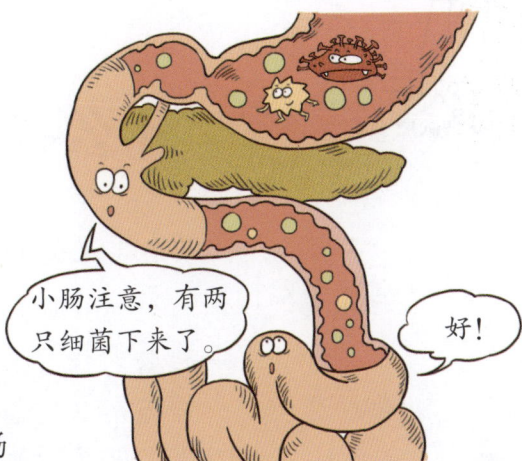

小肠注意，有两只细菌下来了。

好！

为什么要给它起一个与工作那么不匹配的名字，而小肠只让它看自己的长相。于是，它开始审视自己的外形，这才发现自己约有25厘米，并盘成大写字母"C"型的身长竟刚好与12个指头横向并列的长度相当。于是，它释然了，并下定决心做好本职工作。

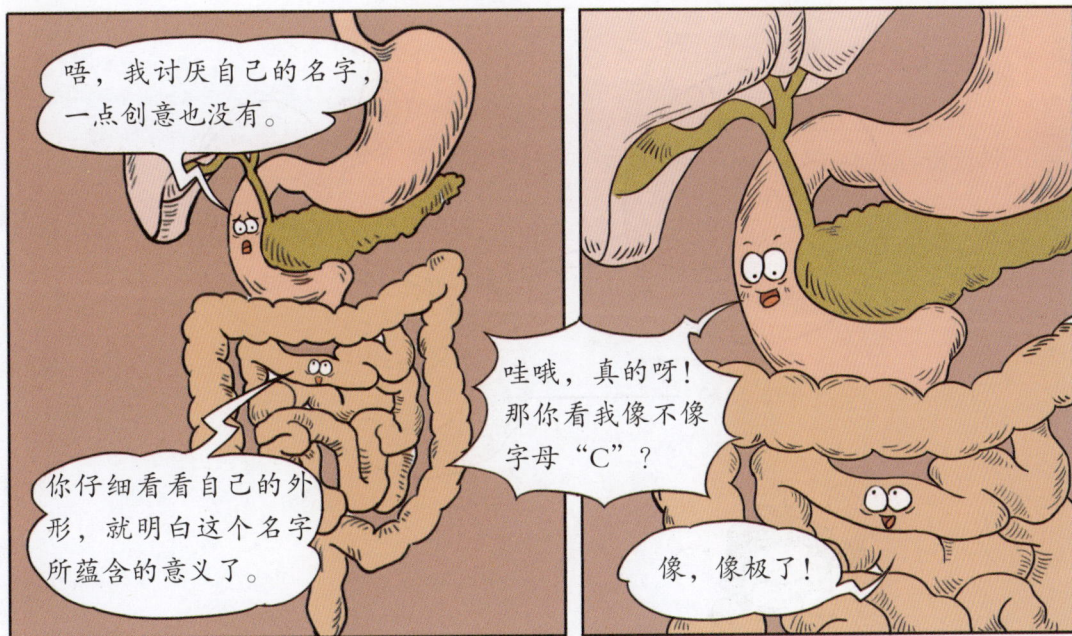

唔，我讨厌自己的名字，一点创意也没有。

你仔细看看自己的外形，就明白这个名字所蕴含的意义了。

哇哦，真的呀！那你看我像不像字母"C"？

像，像极了！

可见，十二指肠是小肠中最为重要的核心部门，可谓是"半成品准入的检测站"。

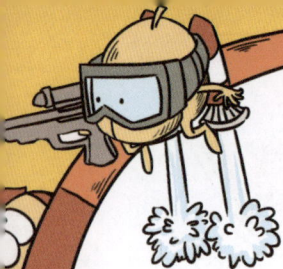

什么是幽门

"幽门"，顾名思义是指出入深长、隐秘又阴暗不已的通道的门户。其实，幽门不过是人体的一个部位，位于胃部和十二指肠的接口处，向下直接通往小肠，真如曲径通幽，恰恰与前文的解释相呼应。

而且，幽门是消化系统整条流水线上最窄的车间，它的直径在正常情况下仅约为 1.5 厘米。而我们所吃的食物便是通过它进入十二指肠，因此，一个不留神便很容易发生梗阻现象，从而让我们感到不舒服，进而对我们的身体健康产生了影响。

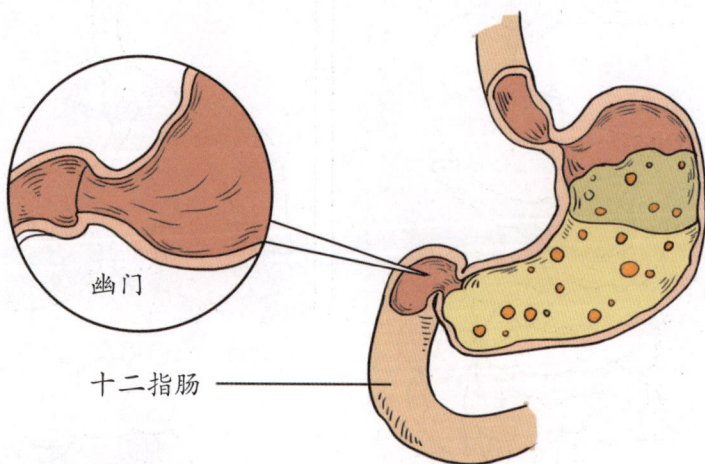

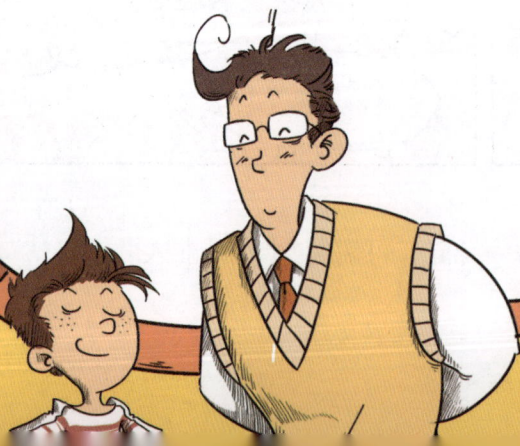

幽门

十二指肠

肠炎都有哪些症状

肠炎是一种肠道疾病，根据不同的致病原因可分为如下几种类型。

（1）病毒性肠炎：在病毒性肠炎中，轮状病毒（一种双链核糖核酸病毒）是婴幼儿发生腹泻的主要原因；而诺瓦克病毒（一种杯状病毒属病毒）则是儿童或是成人患流行性病毒性胃肠炎的主要诱因。

（2）真菌性肠炎：由组织胞浆菌、藻状菌、曲霉菌、白念珠菌引起的肠炎。

（3）细菌性肠炎：由痢疾杆菌、沙门菌、空肠弯曲杆菌等引起的肠炎。

（4）寄生虫性肠炎：由鞭毛虫、球虫、蛔虫等引起的肠炎。

（5）饮食所导致的肠炎。

（6）滥用抗生素导致的肠炎。

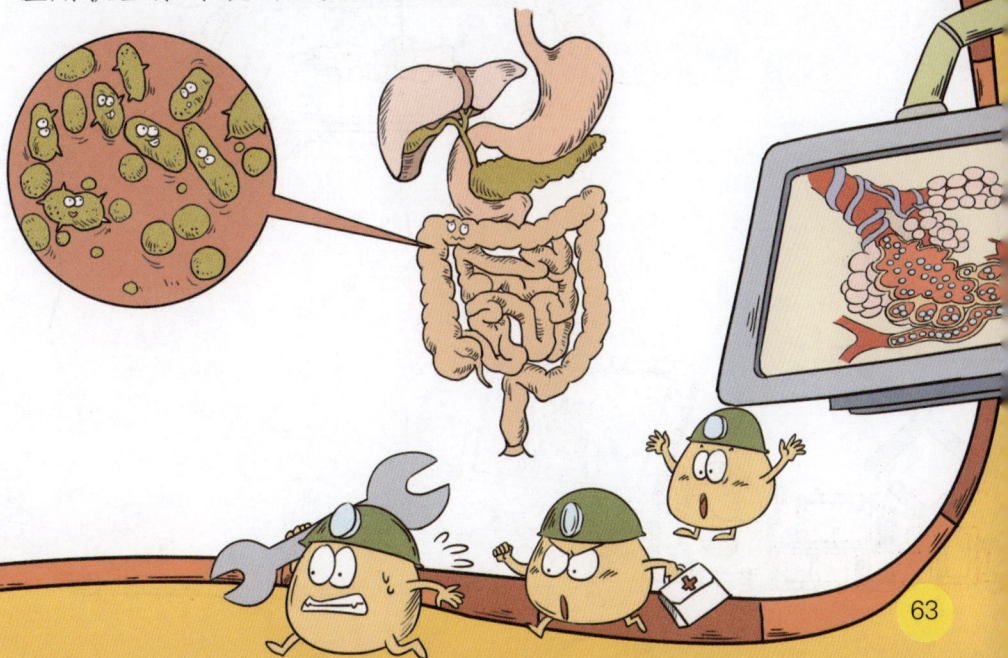

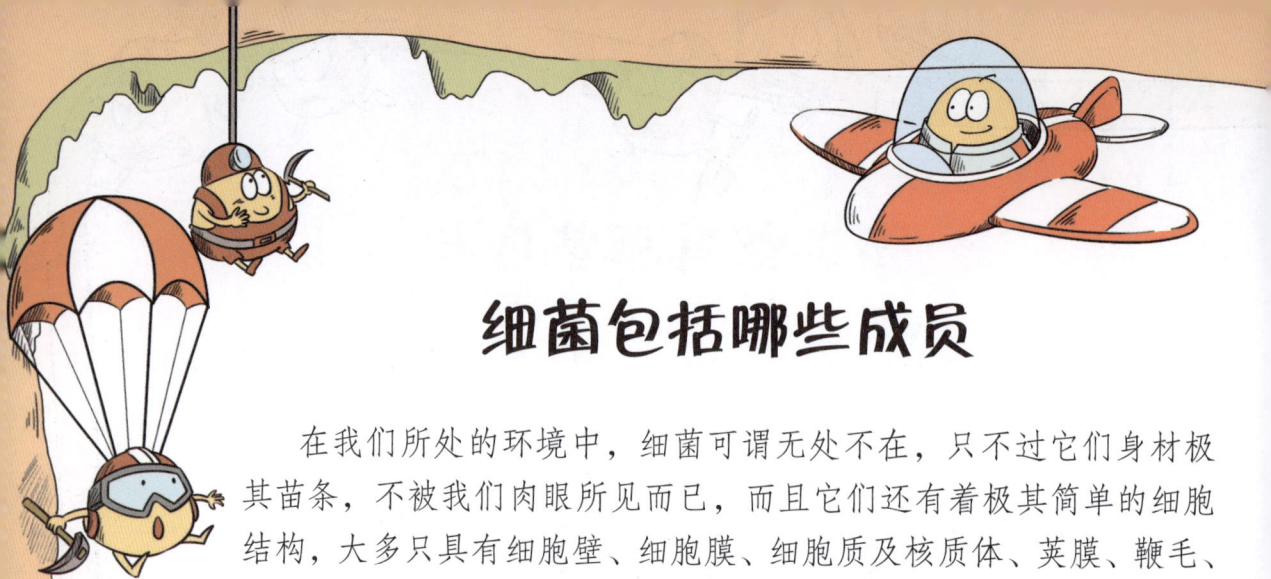

细菌包括哪些成员

在我们所处的环境中，细菌可谓无处不在，只不过它们身材极其苗条，不被我们肉眼所见而已，而且它们还有着极其简单的细胞结构，大多只具有细胞壁、细胞膜、细胞质及核质体、荚膜、鞭毛、菌毛、芽孢等。那么，细菌共分为哪几种类型呢？

（1）按细菌对氧气的需求，可将细菌分为需氧细菌、厌氧细菌。

（2）按细菌的生活方式，可将细菌分为自养菌、异养菌。

（3）按细菌的生存温度，又可将细菌分为喜冷细菌、常温细菌、喜高温细菌。

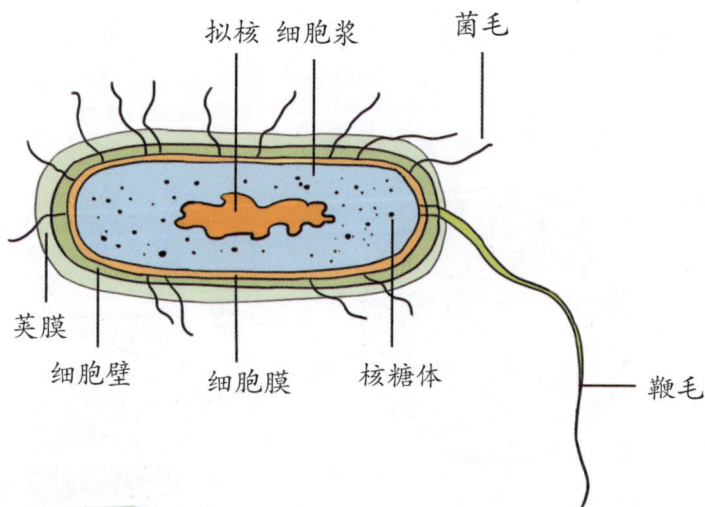

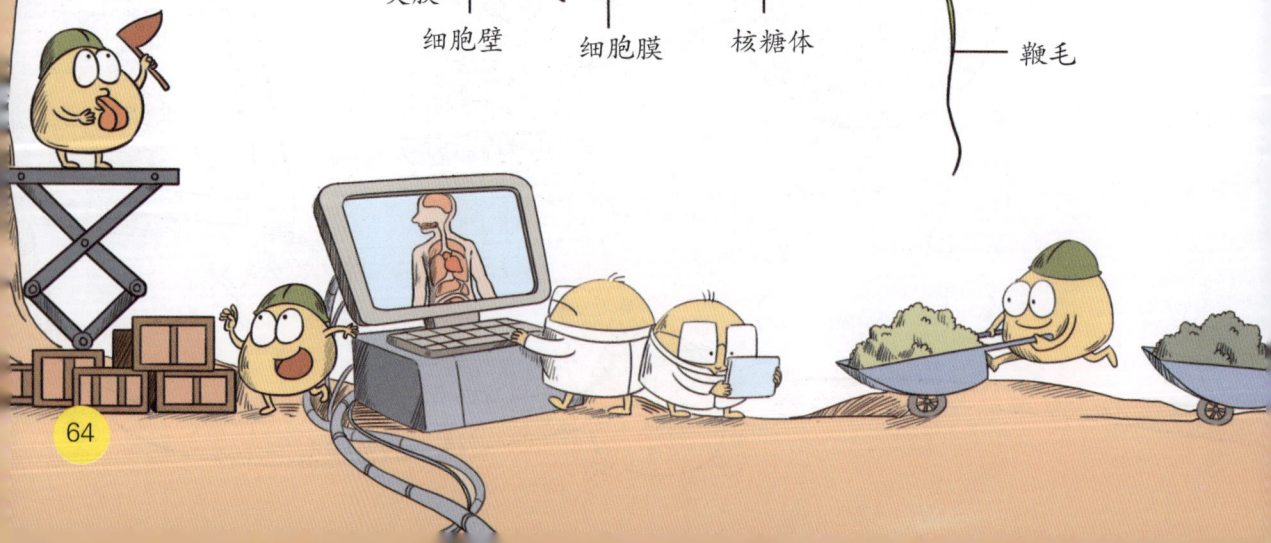

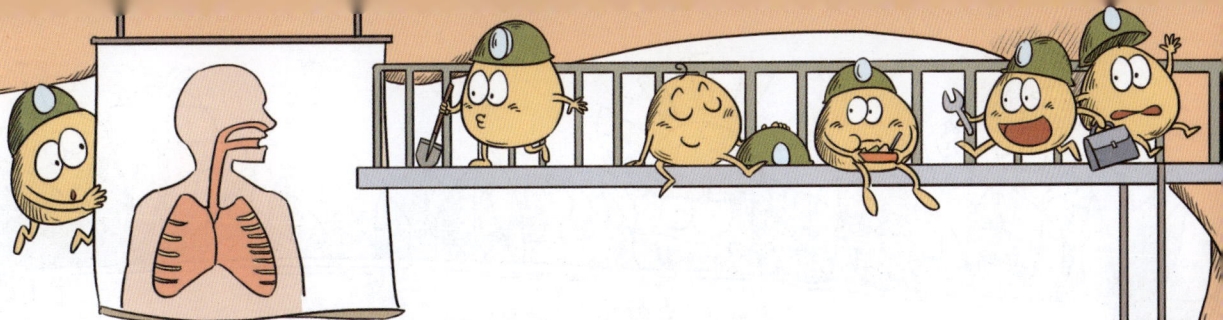

食物的营养成分指的是什么

通常，我们根据食物的性质将食物归为三大类，即动物性食品、植物性食品、各种食物制品等。其中动物性食品主要包括畜禽肉类、动物内脏、鱼和虾等水产品、禽蛋类和奶类；植物性食品则主要包括豆类、粮谷类、蔬菜水果类、薯类等；各种食物制品主要包括各类罐头、糖类、糕点等。

而对我们来说，从这些食物中汲取营养便是保持我们身体健康最为重要的因素，而食物中的营养成分则主要包括蛋白质、脂肪、碳水化合物、热量、无机盐类、钙、铁、磷等。

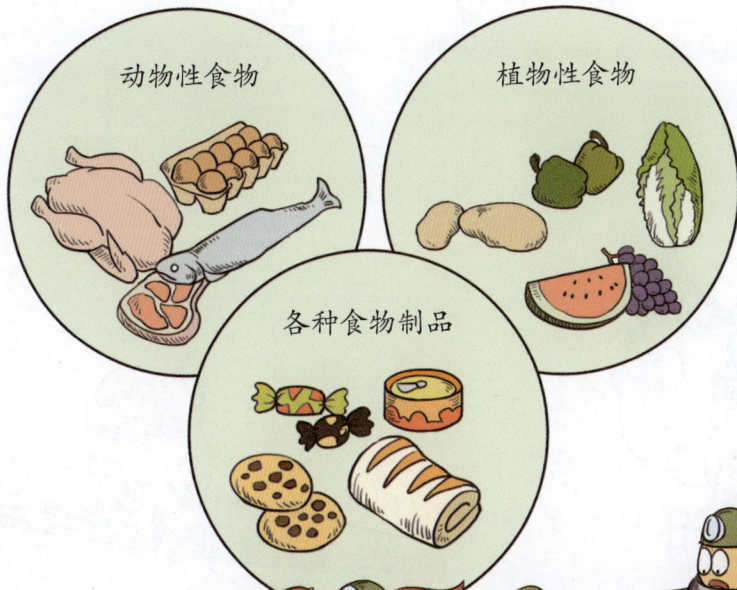

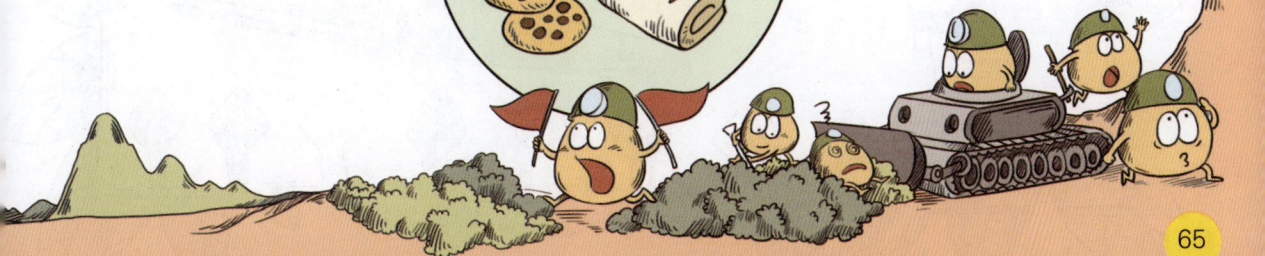

动物性食物

植物性食物

各种食物制品

智慧蛋

1. 不吃早餐对肠胃的影响特别不好，而且容易得肠炎。你知道为什么吗？

2. 多吃蔬菜水果会促进小肠的蠕动。你知道什么蔬果最有利于促进肠道蠕动吗？

3. 水分对于人体非常重要，你知道喝水太少对于肠道，尤其是小肠的危害吗？

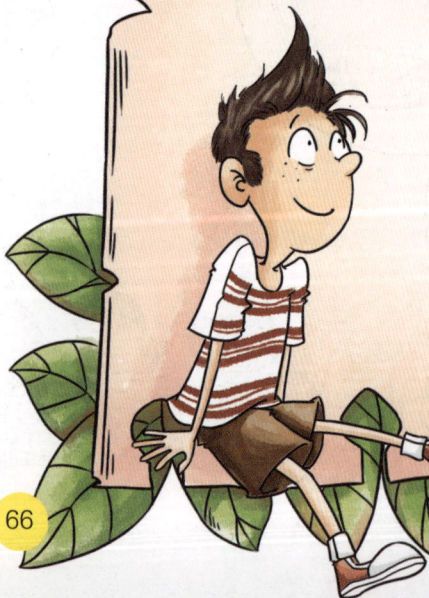

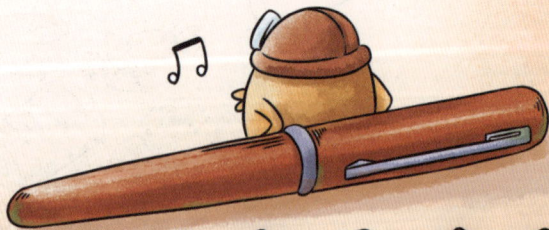

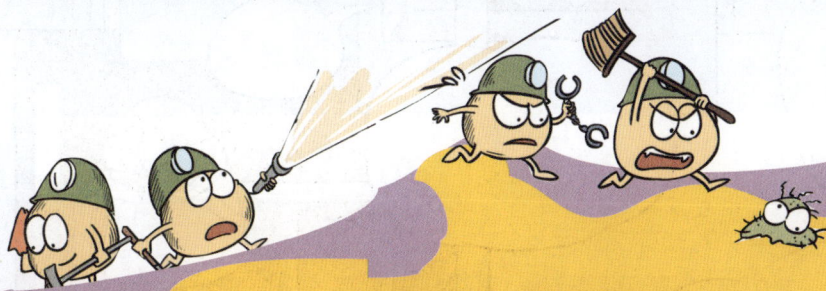

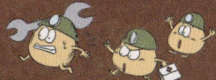

第六章

大肠：

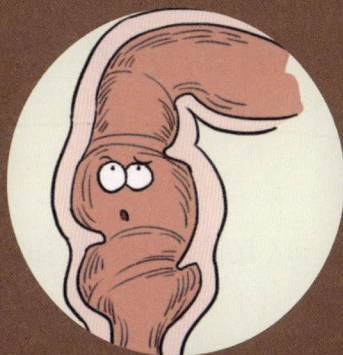

乖巧的废物回收站

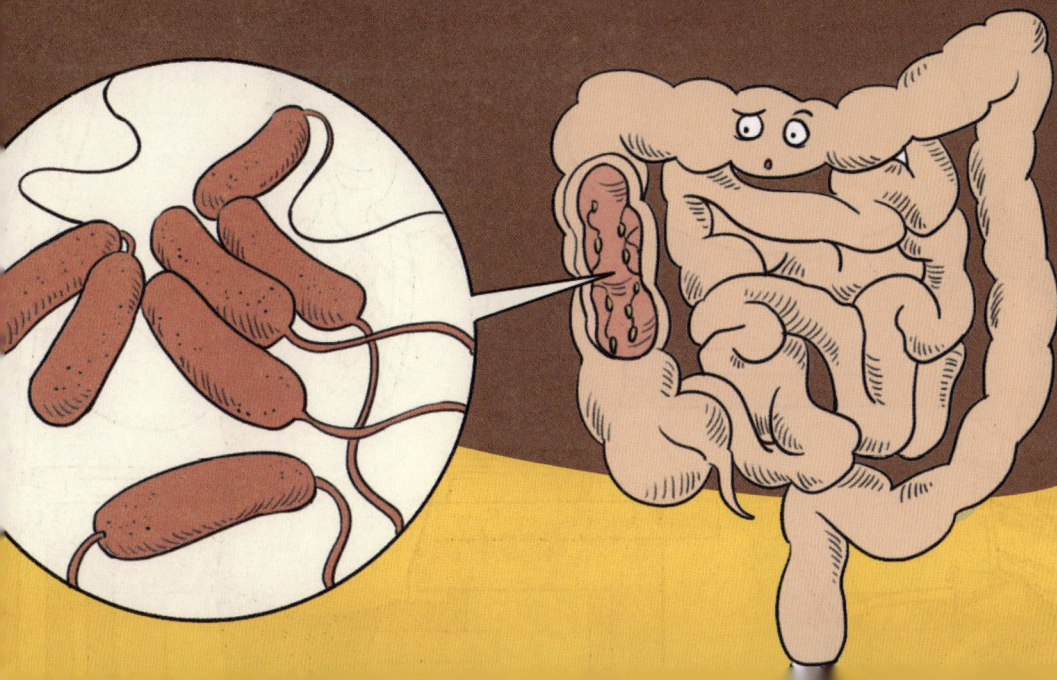

伙计们，食糜流下来了，赶紧运走！

收到。

大肠：
聪明的分类小能手

作为消化系统中的一员，大肠的入口和小肠的回肠直接连接，专门负责接收经过小肠筛选，确定对人体没用的一些废物。而且，它就位于我们腹部，围绕在小肠周围，分为盲肠、阑尾、结肠、直肠、肛管五个部分。不过，它可不是一个小矮人，要知道，成人的大肠足足有 1.5 米长呢。

它不仅有傲人的长度，更是分拣食物的能手。

爸爸，今天生物老师讲了有关大肠的知识，原来大肠好长呢！

大肠接受小肠下传的食物残渣，并吸收其中多余的水液，而大肠吸收水液，参与体内的水液代谢，这就是所谓的燥化作用，最后形成粪便，并通过大肠蠕动将粪便传送至大肠末端，并经过肛门有节制地排出体外。

大肠：

细菌从哪里来

爸爸，你上次说大肠里有很多有益细菌，它们都是从哪来的呀？

呃，你们明天不是有生物课嘛，到时候认真听讲就什么都明白了。

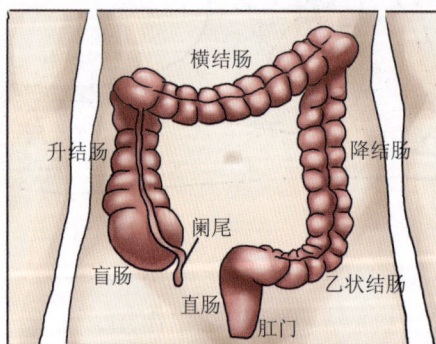

横结肠

升结肠

降结肠

阑尾

盲肠

直肠

乙状结肠

肛门

在我们的大肠中，生活着一大群细菌，它们共同构成了一个巨大而复杂的生态系统，对我们身体内部能够保持正常的内环境起到了一定的作用。那么，它们都是从哪里来的呢？莫非是直接从大肠里滋生的？

其实，大肠内的细菌大多来源于外界，比如，隐藏在空气里或是食物中的细菌通过口腔直接进入消化道，它们先是寻找栖身之地，排除了一个又一个，直到它们来到结肠，才发现那蠕动较为缓慢的"M"型小分部里，不但有着适宜它们生存的温度，而且pH值也适中。于是，细菌们便开始成群结队地驻扎在结肠里，从此便在这里安居乐业。

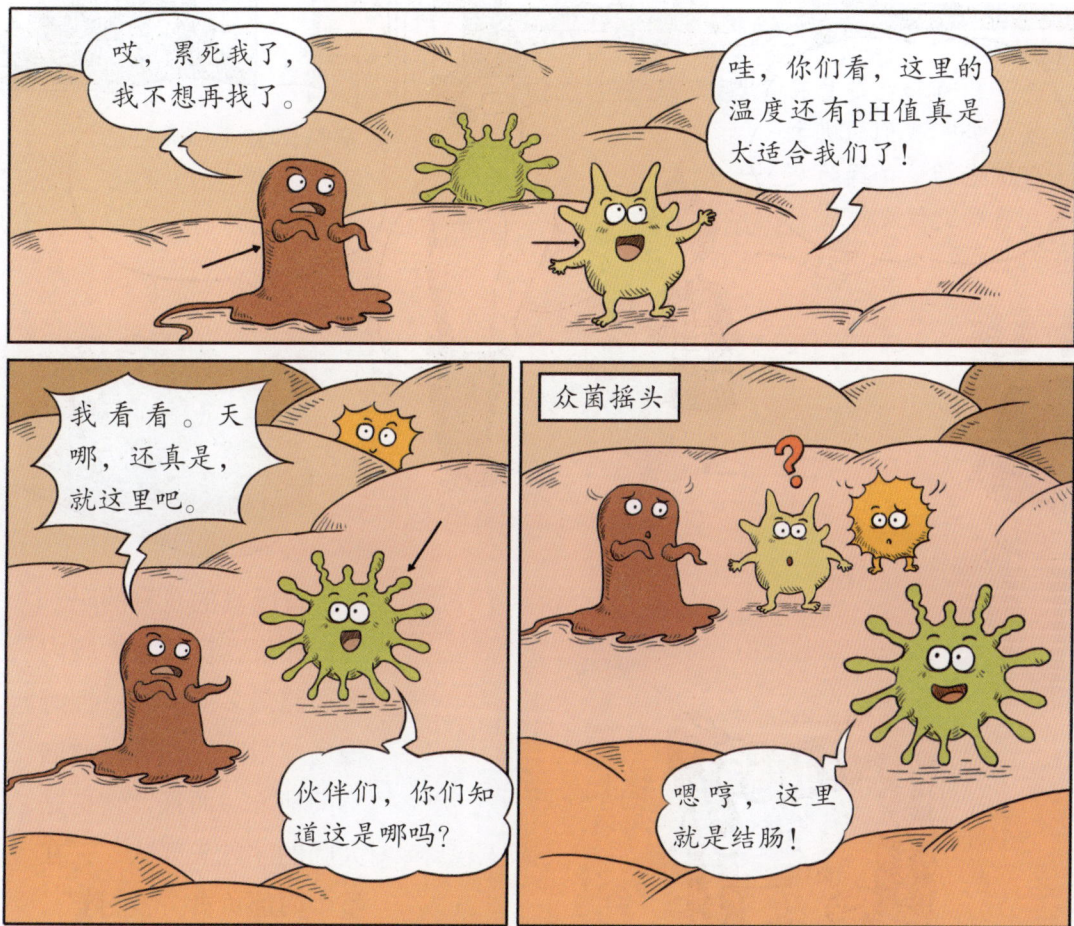

细菌们可不是白白地占用着结肠的"空间"，它们不但具备着上文描述的那些功能，而且还会将蛋白质分解成氨基酸、肽、氨、硫化氢、组胺等，这让我们排出的粪便有了臭味。当然，还有更厉害的，它们自身甚至能产生各种物质，从而抑制其他菌种的生长。比如，大肠菌素便具有抑制细菌繁殖的作用。

盲肠：
大肠的管家婆

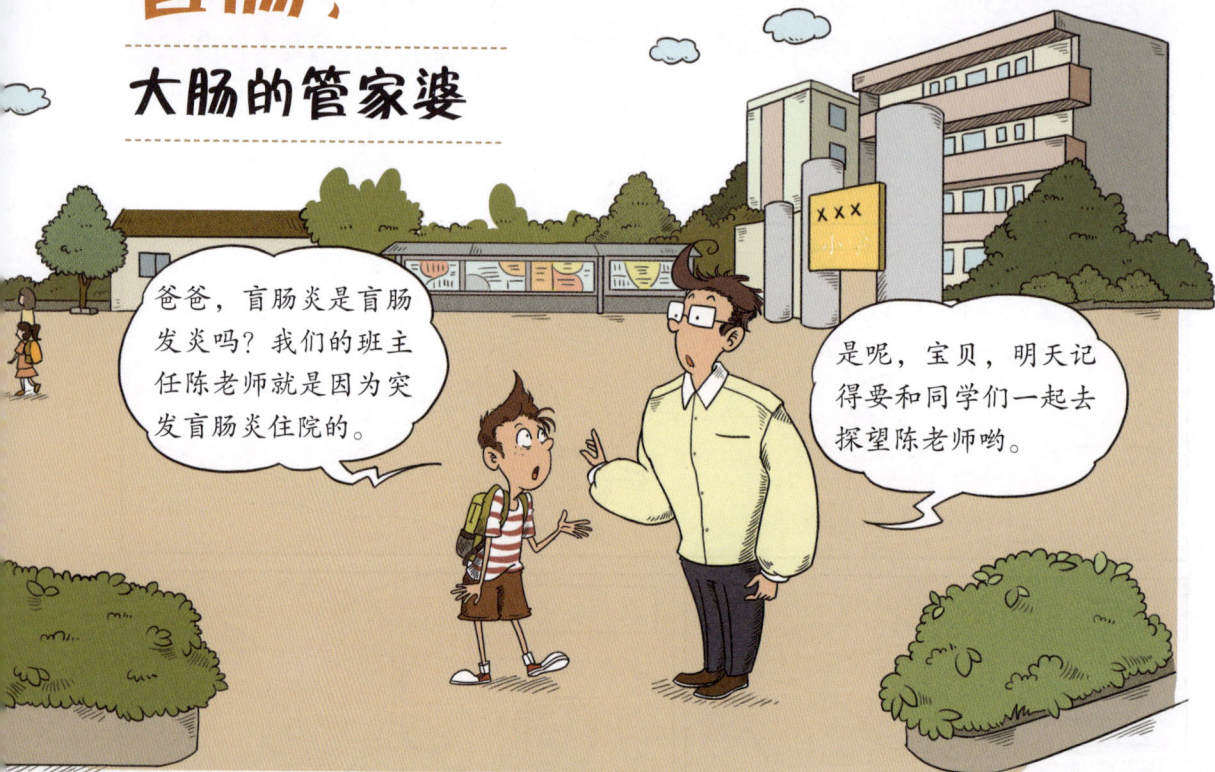

爸爸，盲肠炎是盲肠发炎吗？我们的班主任陈老师就是因为突发盲肠炎住院的。

是呢，宝贝，明天记得要和同学们一起去探望陈老师哟。

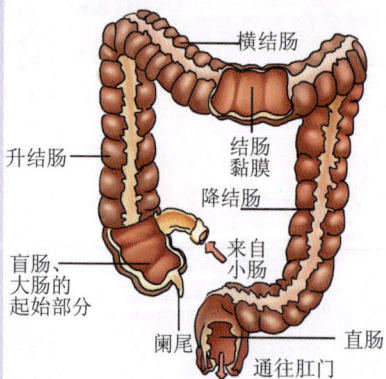

横结肠

结肠黏膜

升结肠

降结肠

来自小肠

盲肠、大肠的起始部分

阑尾

直肠

通往肛门

盲肠真的是盲的吗？恰恰相反，盲肠是大肠内部通路最多的一段，拥有很多"眼睛"，可以通向不同地方。而且，它更是大肠的"先头部队"，在整个内部负责"打头阵"，而阑尾、结肠、直肠和肛管都要唯它"马首是瞻"。如果盲肠出现问题，那么它们也会感到不舒服。

其实，盲肠在大肠中的角色就相当于一个持家有道的"管家婆"，最大的作用便是控制小肠废物流进大肠的速度，以避免食糜"唰唰唰"地瞬间流向大肠。

为了实现跨部门运输，盲肠更在入口处设置了一个检测站，即在它与小肠衔接的地方设置了一叫"回盲瓣"的检测站。瞧，"回盲瓣"的外形就像是上下唇一样的皱襞，虽然有很多肌肉，但入口却很窄，为的就是限制每次进入大肠的废物数量。

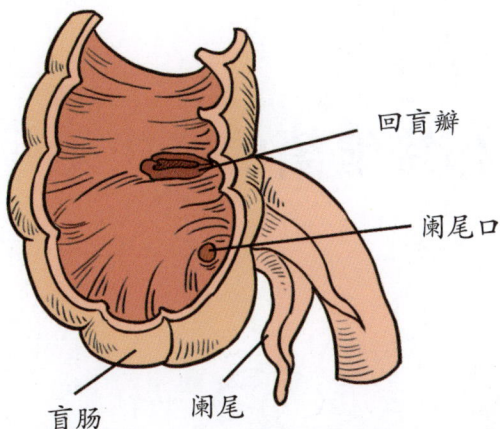

而且，在盲肠的后内侧壁，还有一条很细、只有五六厘米长的小管子，像极了盲肠的小尾巴，而这便是阑尾。不过，千万别小瞧了细小的它，它脾气可是出了名的大，一旦有漏网的食物残渣从盲肠流进它的体内，它就会闹脾气，很容易引发阑尾发炎。

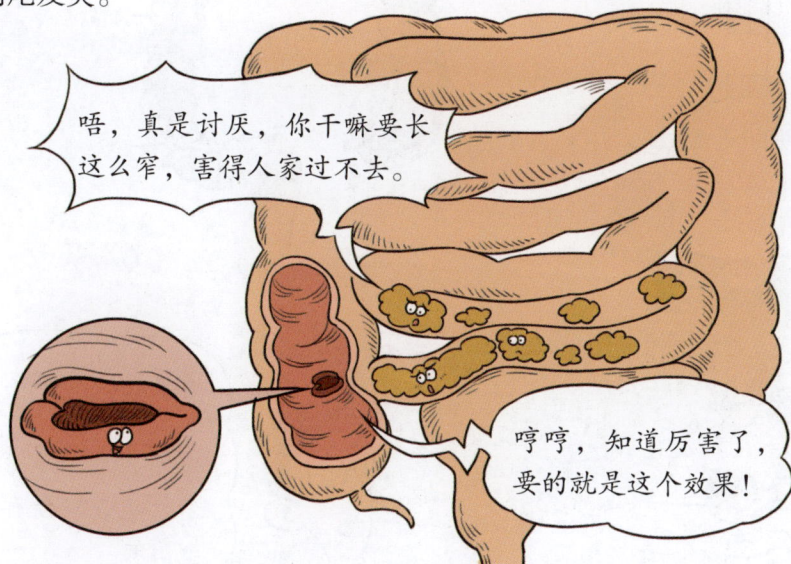

可见，作为接收小肠废物的小分部，盲肠的本职工作做得还真是分外出色，果真担当得起"管家婆"这个名号。

结肠：
有益细菌的集中地

结肠是大肠家族中和盲肠接力的小分部，外形像极了字母"M"，如一扇拱门般围绕在小肠的空肠和回肠周围。而且，结肠还是有益细菌的集中地，里面布满了数以亿计的细菌，尤以大肠杆菌居多，约占了70%的空间，另外，还有厌氧杆菌、链球菌、葡萄球菌等。

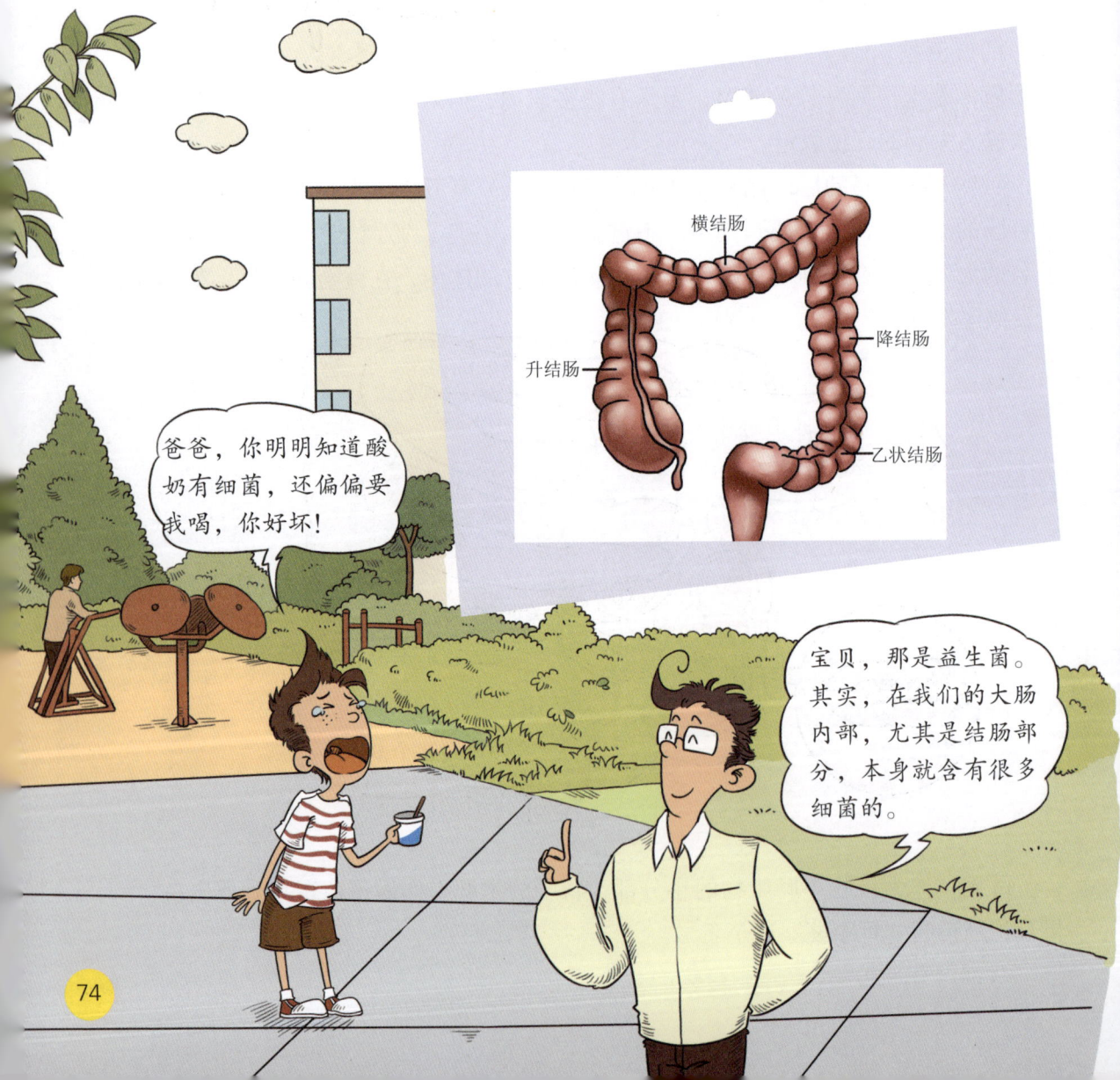

横结肠

降结肠

升结肠

乙状结肠

爸爸，你明明知道酸奶有细菌，还偏偏要我喝，你好坏！

宝贝，那是益生菌。其实，在我们的大肠内部，尤其是结肠部分，本身就含有很多细菌的。

结肠

天呐！主人吃了多少肥肉，这么多油脂！

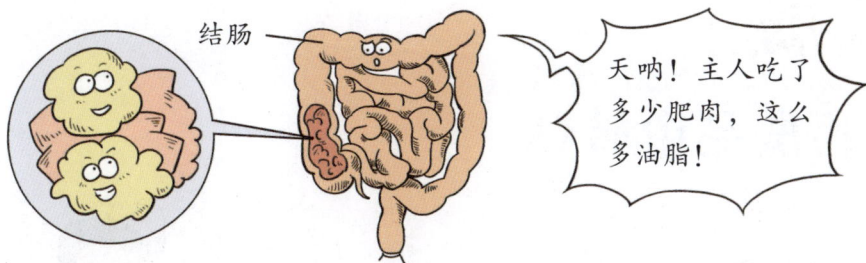

虽然，大肠是专门负责运输和加工食物废品的部门，但它却最怕废品中含有过多的油脂，尤其是它的分部门结肠，一旦遇上特别多的油脂，结肠便很有可能会应付不了，甚至会手忙脚乱。此时，有益细菌们便成群结队地出场了，它们会帮助结肠吃掉部分没有被消化掉的废物。比如，当我们的饮食中缺乏维生素时，大肠中的细菌便能按照正常的人体需求，消化掉那些已经进入大肠的纤维素，从而合成人体所需的部分维生素。

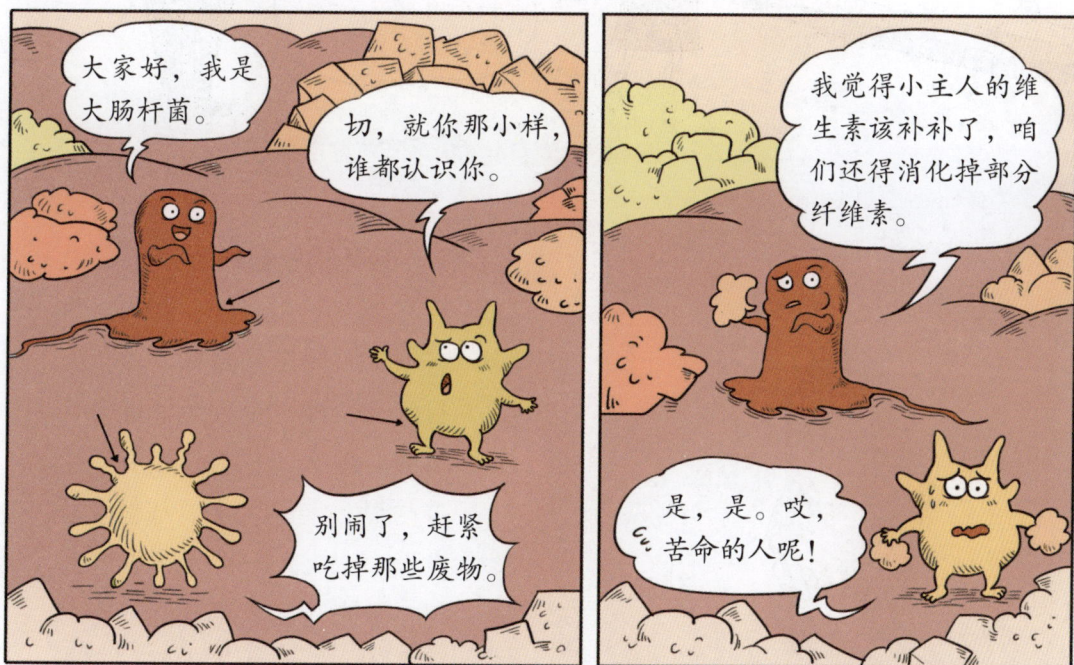

大家好，我是大肠杆菌。

切，就你那小样，谁都认识你。

别闹了，赶紧吃掉那些废物。

我觉得小主人的维生素该补补了，咱们还得消化掉部分纤维素。

是，是。哎，苦命的人呢！

可见，那些看不见摸不着的有益细菌对于食物加工流水线的运作，以及我们的身体健康起到了不可忽略的作用。

直肠：
食物废品中转站

爸爸，我记得你说过直肠不是直的，可老师今儿却说我是"直肠子"。这是为什么呢？难道我变异了？

呃，宝贝，你还真是直肠子，心眼也太直了。

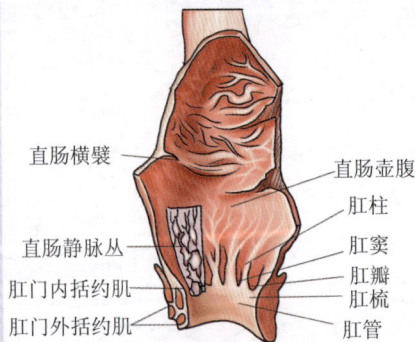

直肠横襞 —— 直肠壶腹

肛柱

直肠静脉丛 —— 肛窦

肛瓣

肛门内括约肌 —— 肛梳

肛门外括约肌 —— 肛管

虽然直肠被称为"直肠"，但它却并不是直的，相反，在它15~16厘米的身体"内部"有两大弯曲，分别为骶曲和会阴曲。那么，它为什么有一个带"直"字的名字，却偏要将自己的内部车间设计成这样呢？原来呀，这都是它的一片良苦用心，只为了加强储存粪便的能力。

其实，直肠是大肠用来储存粪便的仓库，只是它只有在便前和便中才会"囊中有物"，其他时候都是"腹中空空"。

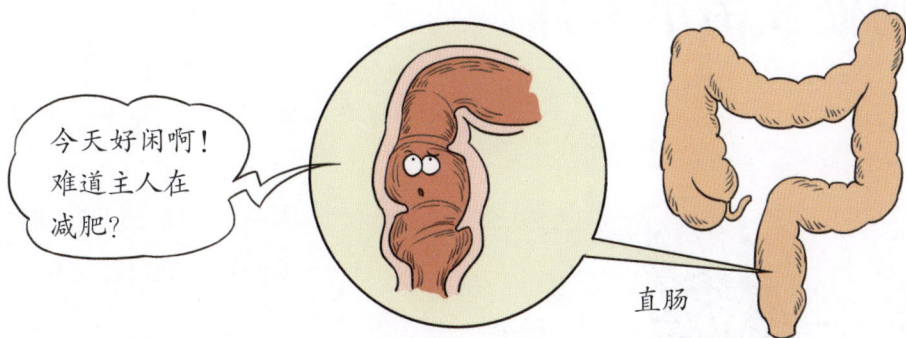

今天好闲啊！难道主人在减肥？

直肠

瞧，经过一夜的加工，大肠已经对食物中的废物进行了详细的检查，并确定了废物中的水分已经被吸干，所有能被吸收的营养都被吸收干净，而且，它内部的废物也已经累积到一定程度，此时，直肠便会"痛快"地打开闸门，让废物进入它的内部形成粪便。

不过，只有当直肠内的空间即将被全部占据时，它才会通报大肠，而大肠呢，就会将信息传递给大脑，从而让我们有了便意进行排便，让废物直接从我们身体内部排出。

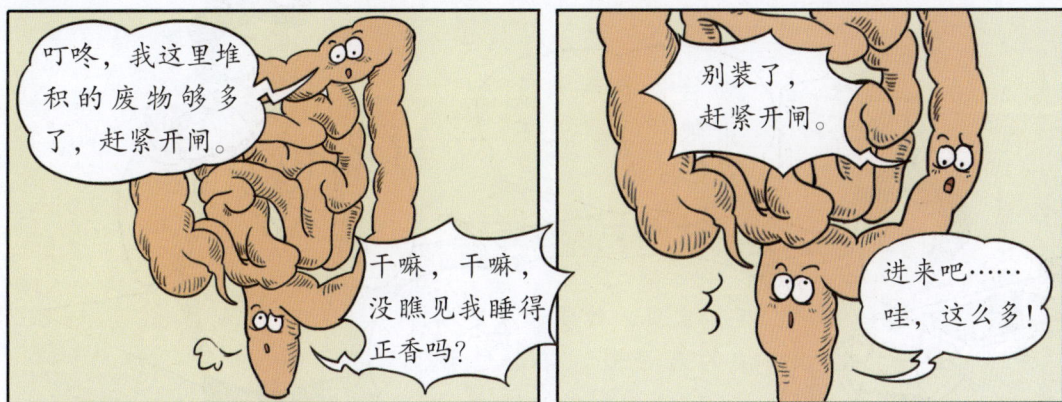

叮咚，我这里堆积的废物够多了，赶紧开闸。

干嘛，干嘛，没瞧见我睡得正香吗？

别装了，赶紧开闸。

进来吧……哇，这么多！

显然，直肠"九曲十八弯"的身躯真的很适合储存粪便，难怪会被戏称为"食物废品中转站"，还真是名副其实呢。

肛管：
控制便意的小军师

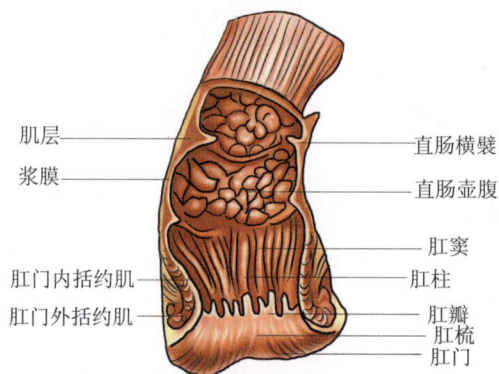

通常，食物中的废物进入直肠后便会"摇身一变"成为真正的粪便。而且，无论是直肠还是粪便本身，都希望尽快通过出口，排出体外。可是，在粪便出发之前，却偏偏出现了一个碍事的家伙——"肛管"，而它则直接控制着粪便的去留。

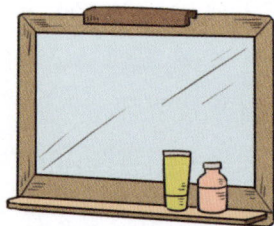

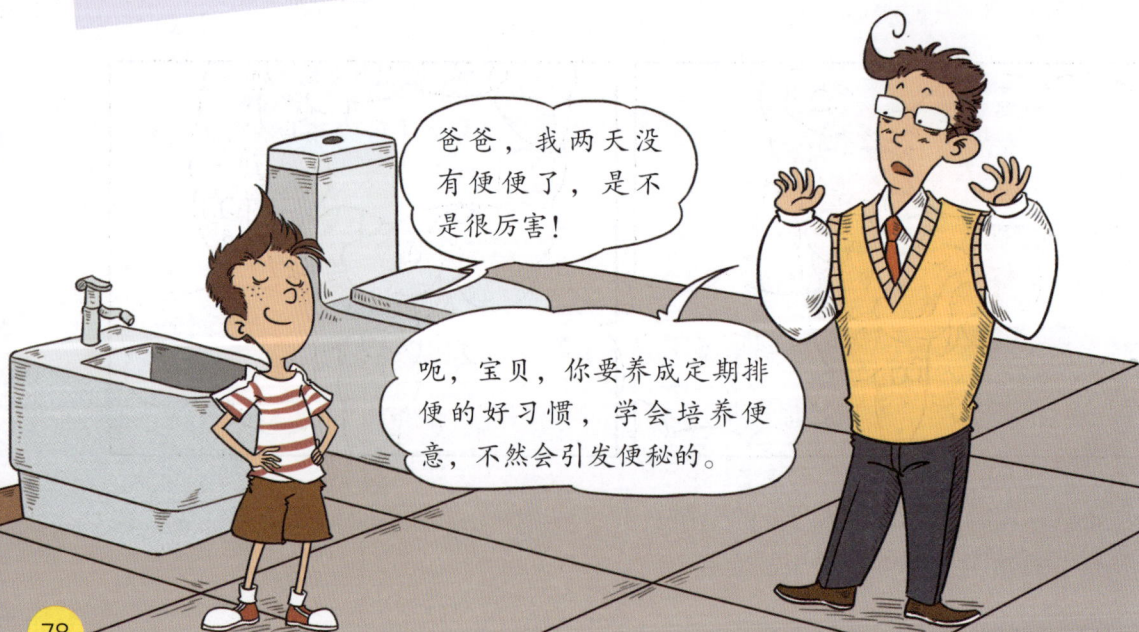

肌层

浆膜

直肠横襞

直肠壶腹

肛窦

肛门内括约肌

肛柱

肛门外括约肌

肛瓣

肛梳

肛门

爸爸，我两天没有便便了，是不是很厉害！

呃，宝贝，你要养成定期排便的好习惯，学会培养便意，不然会引发便秘的。

其实，肛管是连接直
肠下段的一个小闸门，并以
"公关部门"的身份存在于
直肠与肛门之间。别看它只是
个仅有 4 厘米长的"小豆丁"，
说话的口气可一点都不小，因为
它全权负责控制着排便，哪怕直肠觉
得自身体内的粪便已经足够多，但是它若觉
得粪便不足，才不会顾及直肠的感受，依然会紧守
着闸门。无奈之下，粪便只能暂时留在直肠里，直到肛管认为粪便的数量已经达
到了它所认为的水平，才会命令肛门打开"闸口"，让粪便离开我们的身体。

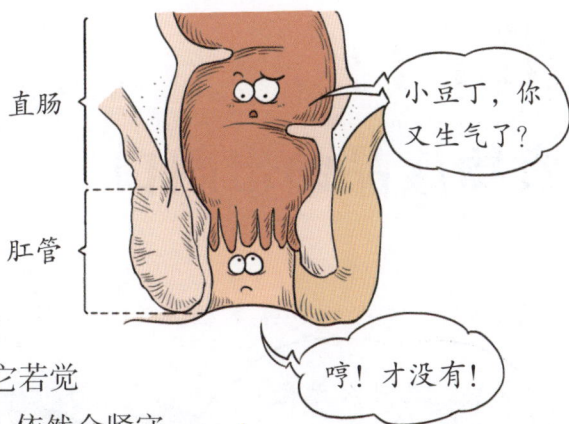

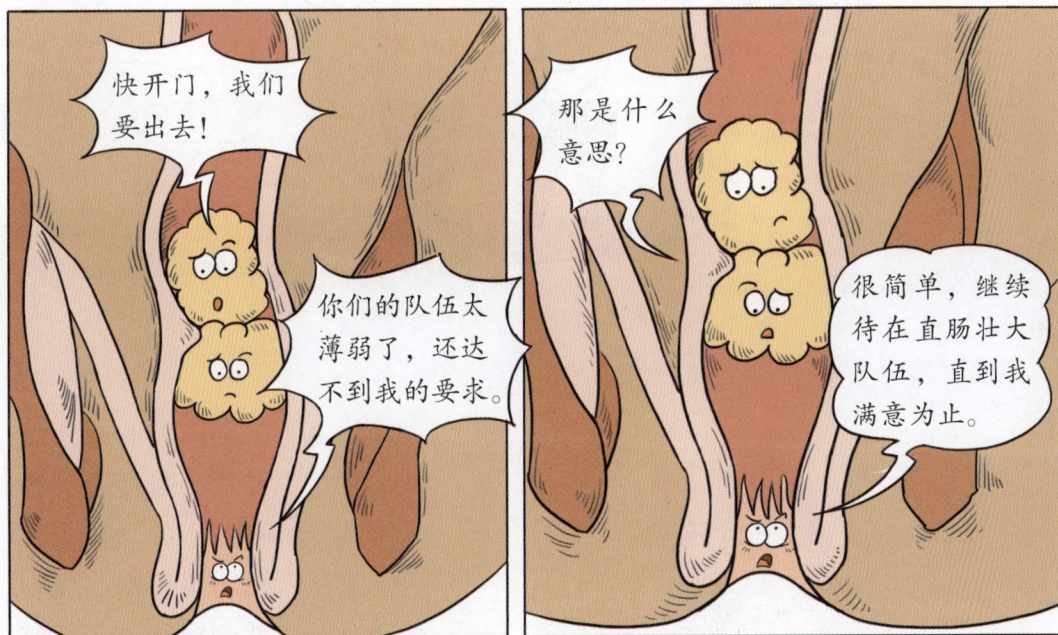

直肠

肛管

> 小豆丁，你又生气了？

> 哼！才没有！

> 快开门，我们要出去！

> 你们的队伍太薄弱了，还达不到我的要求。

> 那是什么意思？

> 很简单，继续待在直肠壮大队伍，直到我满意为止。

可见，肛管作为掌控排便的大司令，做得还真是尽职尽责。不过，因为它全
身布满丰富的静脉丛，一个掌控不好，很可能会对我们的身体健康产生影响。比如，
若是我们坐着缺乏运动，那些静脉丛就会发脾气，形成隆起，紧接着又会发展为
痔疮，从而让我们坐立不安。

肛门:

食物废品的出闸口

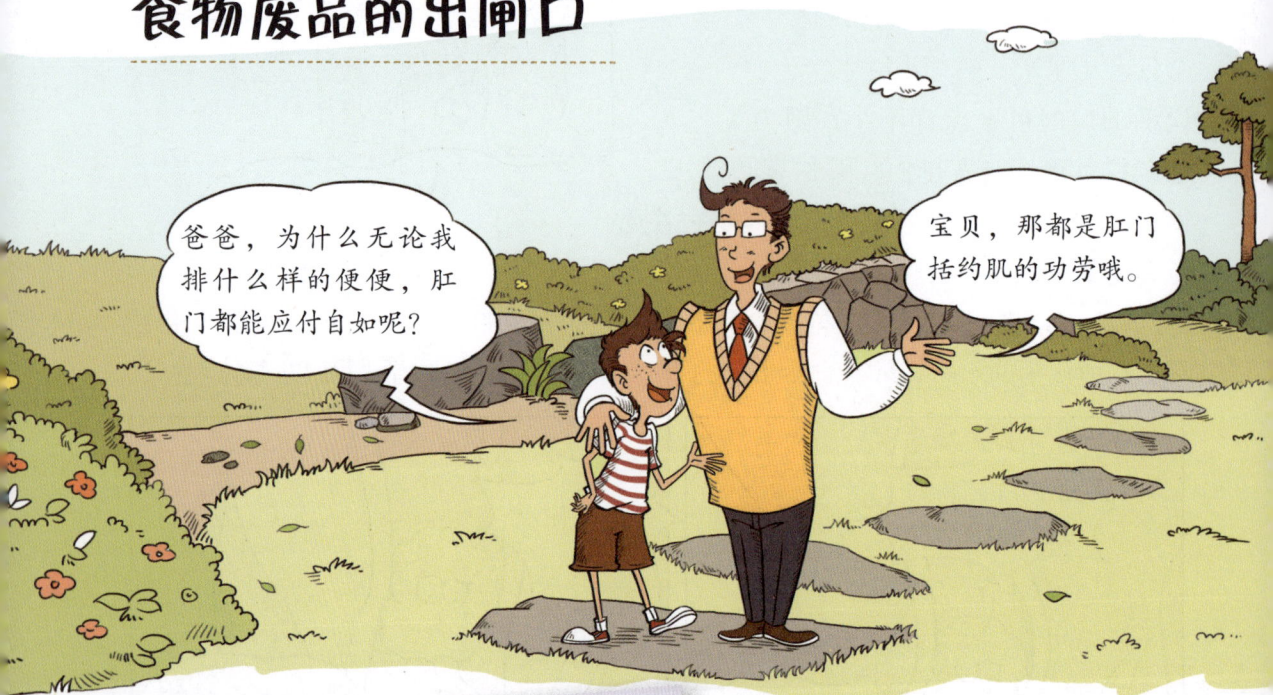

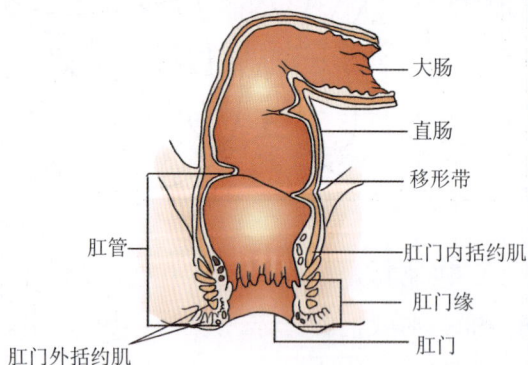

爸爸,为什么无论我排什么样的便便,肛门都能应付自如呢?

宝贝,那都是肛门括约肌的功劳哦。

大肠

直肠

移形带

肛管

肛门内括约肌

肛门缘

肛门外括约肌

肛门

食物在身体里的旅行也是有终点站的,当所有食物的营养都被我们的身体吸收了之后,食物中残留的废物就会排出我们的体外,而肛门,就是食物在人体内部旅行的终点站和出口。

肛门就位于肛管的下方，长得可谓"奇形怪状"，不过是个直径只有 2~3 厘米的裂孔，而且还有着深褐色的皮肤，给人一种脏脏的感觉。

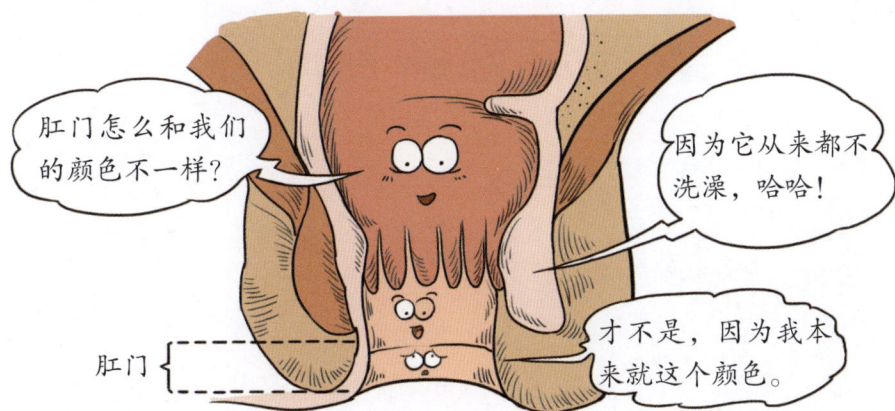

> 肛门怎么和我们的颜色不一样?

> 因为它从来都不洗澡，哈哈!

> 才不是，因为我本来就这个颜色。

肛门

不过，不要小看了其貌不扬的肛门，它可是个肌肉狂人，里里外外长满了擅长舒张和收缩的肌肉，主要包括肛门内括约肌、肛门外括约肌和肛提肌三大成员。而且，它们三个会分工协助，其中肛门内括约肌主要负责在排便过程中的舒张、收缩，从而协助排便；肛提肌会负责掌控肛门的收缩；肛门外括约肌就比较特别了，它主要围绕着肛门上面的肛管，会对我们的排便进行全面操控。

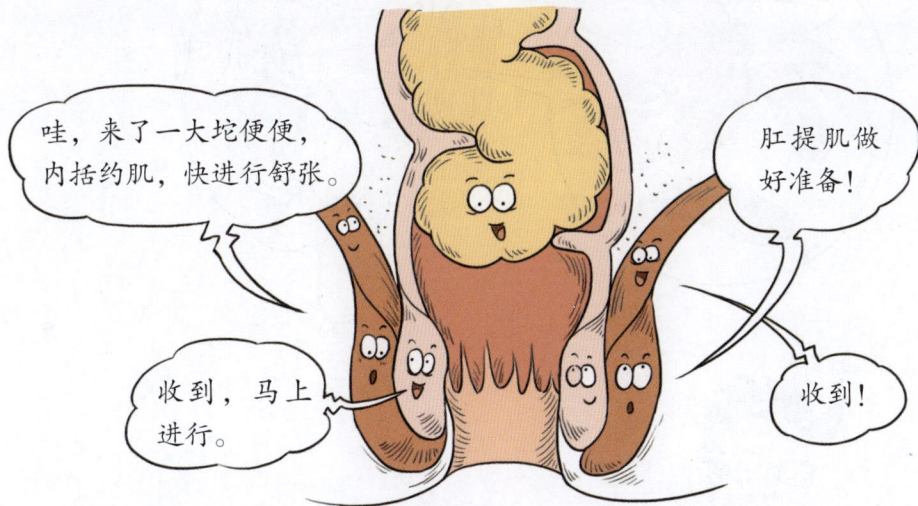

> 哇，来了一大坨便便，内括约肌，快进行舒张。

> 肛提肌做好准备!

> 收到，马上进行。

> 收到!

很显然，正是由于肛门括约肌所起到的作用，才会让肛门伸缩自如，从而让"各式各样"的"便便"排出我们体内。

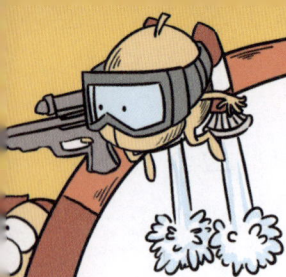

大肠杆菌的真面目

大肠杆菌属于革兰氏阴性短杆菌，又是埃希氏菌的代表菌，它仅有几微米的小身段，周边生有鞭毛，没有芽孢，却能自如运动。

其实，大肠杆菌家族是人和动物肠道中的正常栖息菌，而且，根据菌体抗原的不同，我们又将这个大家族分为150多种类型。这时，问题出现了，原来有16个血清型大肠杆菌为致病性大肠杆菌，通常会引发成人肋膜炎，或流行性婴儿腹泻。

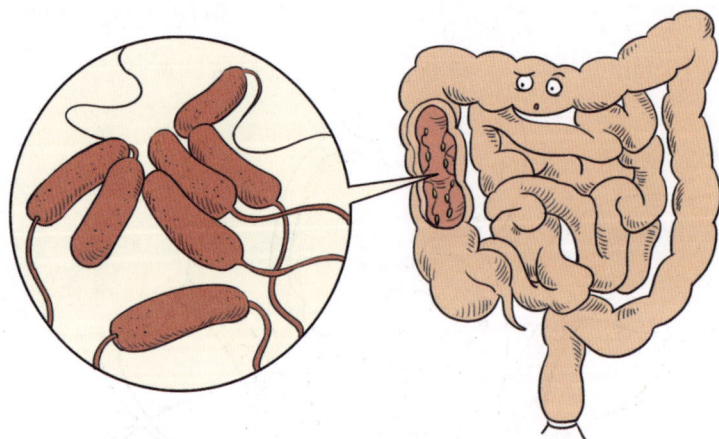

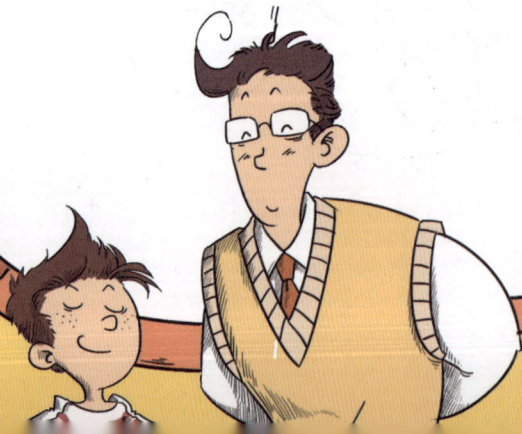

厌氧菌是什么

至今为止，关于厌氧菌的定义还没有一个公认的说法，但我们通常认为它们是一类只能在低氧分压的条件下生长，却不能在空气（含有18%氧气）或在二氧化碳浓度为10%的固体培养基表面生长的细菌。而且，根据它们对氧耐受程度的不同，我们又将它们分为专性厌氧菌、微需氧厌氧菌和兼性厌氧菌。

其实，厌氧菌是人体正常菌群的组成部分，广泛存在于我们皮肤和肠道深部的黏膜表面上。而且，只有当组织缺血、坏死，或是需氧菌感染时，才会导致局部组织的氧浓度降低，从而发生厌氧菌感染。

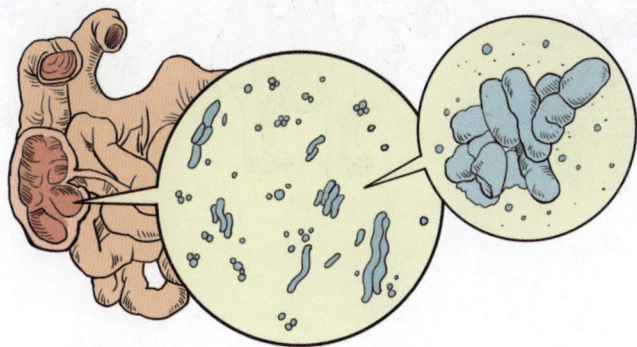

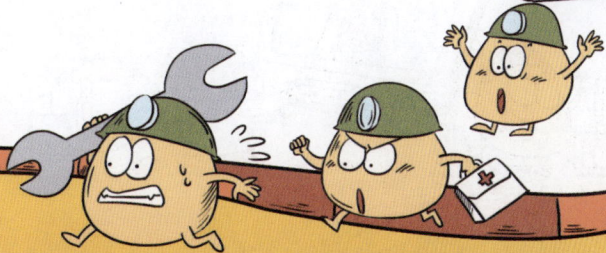

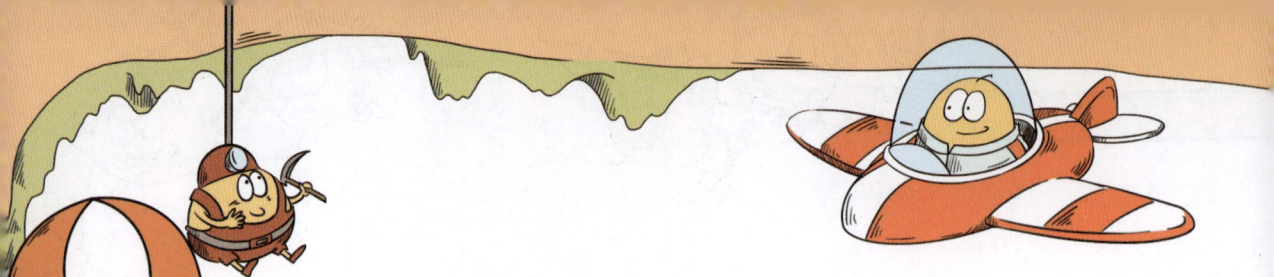

物种的定义是什么

　　在生物学中，物种是生物进行分类时最基本的单位，而我们通常将那些互交繁殖的相同生物所形成的一个自然群体称为一种物种。据说，不同物种之间在生殖上可是互相隔离的。

　　而且，若是将物种进行细致分类的话，会有多种分类方式，而最常见，也最简单的分法便是将生物分为三大物种：植物、动物、微生物。

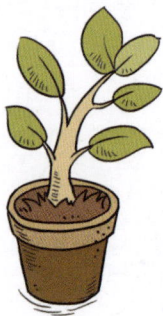
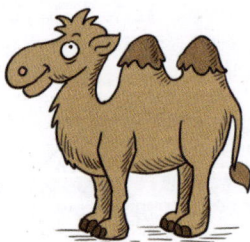
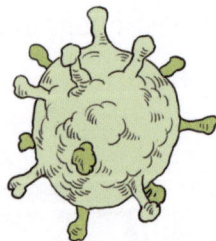

植物　　　　　　　动物　　　　　　微生物

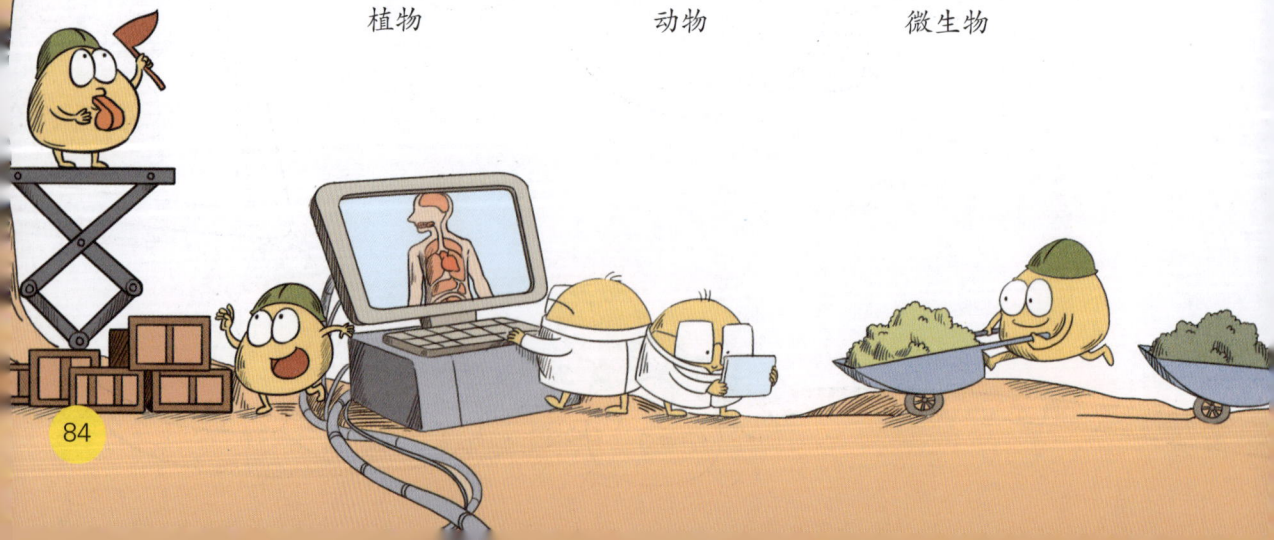

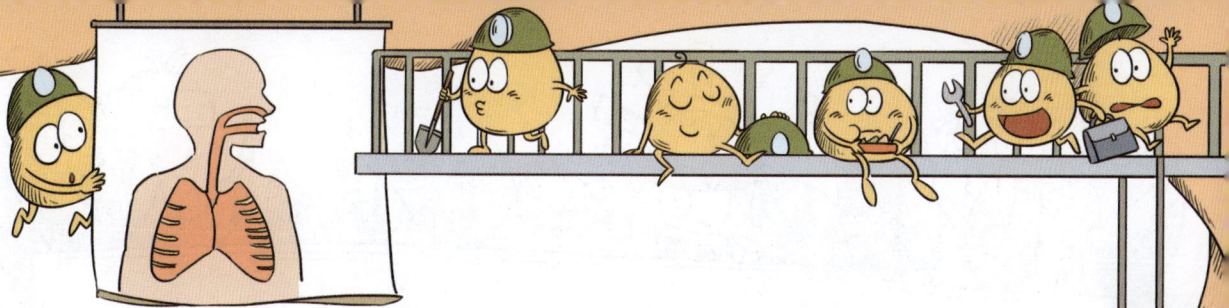

为什么液体之间会有不同的 pH 值

其实，pH 值是水溶液最重要的理化参数之一，简单来说，它不过是溶液中所含氢离子的浓度。因此，我们便可以利用 pH 值的大小来判断水溶液的酸碱性，判断方法如下：

在室温 25℃ 时，当 pH 值等于 7 时，表示水溶液为中性；当 pH 值小于 7 时，表示水溶液呈酸性；当 pH 值介于 7~14 时，则又表示水溶液呈碱性。

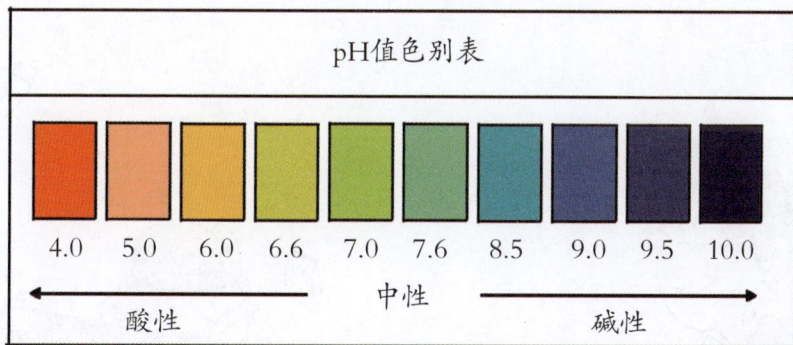

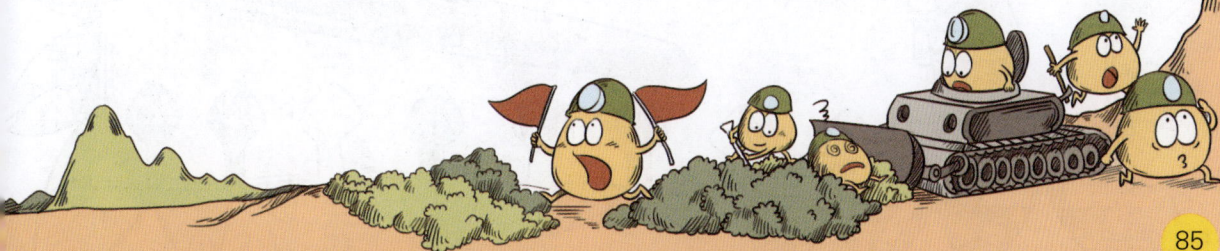

pH值色别表									
4.0	5.0	6.0	6.6	7.0	7.6	8.5	9.0	9.5	10.0

← 酸性　　　　　　　中性　　　　　　　碱性

智慧蛋

1. 生活中，我们多吃富含纤维素的食物能够促进大肠蠕动，帮助排便，促进排毒。你知道哪些食物是有助肠道蠕动的最佳选择吗？

2. 很多人容易将盲肠炎和阑尾炎混淆，其实两者是不同的，你能否说出盲肠炎和阑尾炎的不同之处？

3. 婴儿无法控制自己的排便，但是当他逐渐成长，就能逐渐控制排便了。你知道，这是为什么吗？

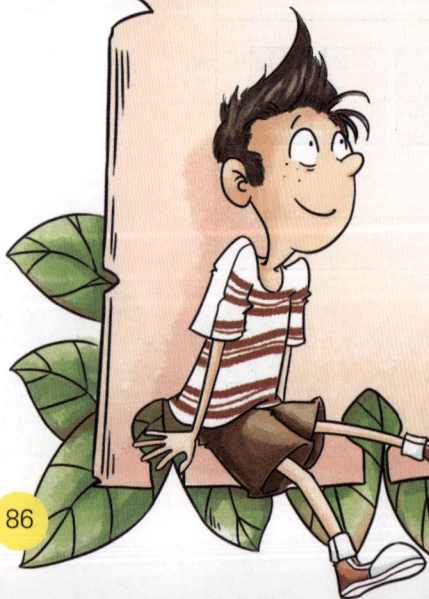

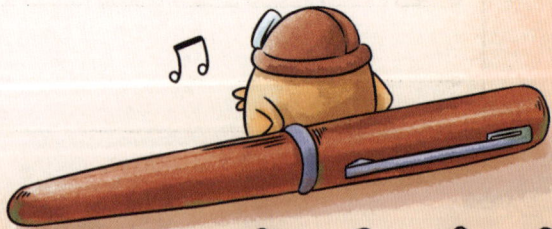

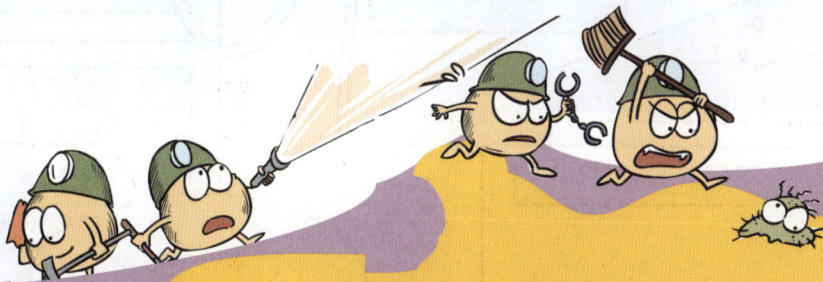

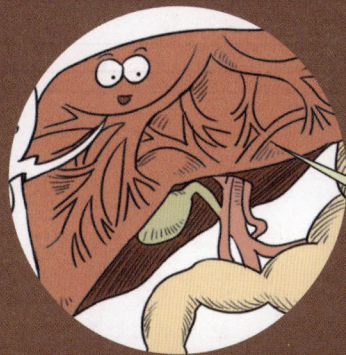

肝脏：

第七章

消化系统的化学加工车间

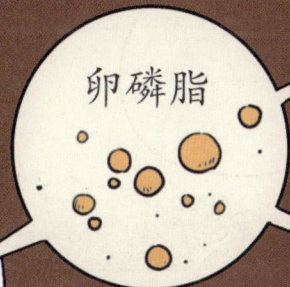

卵磷脂

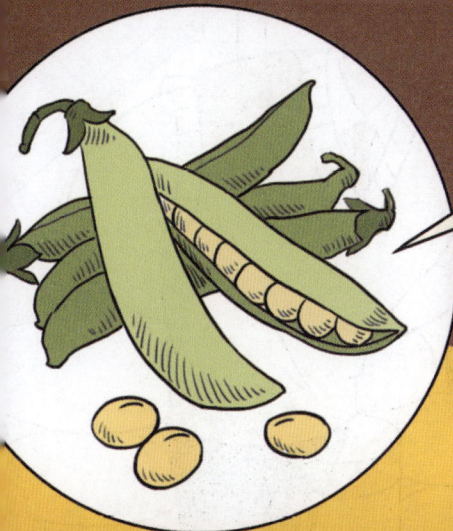

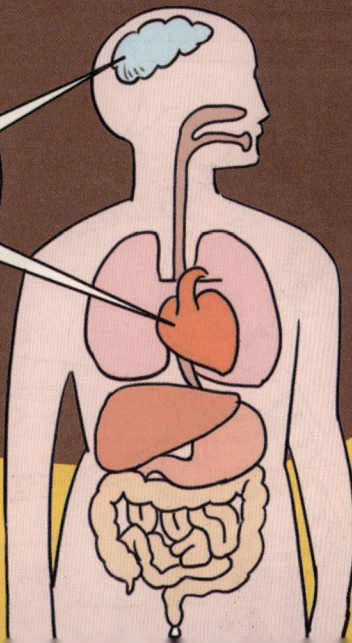

肝：
最大的食物加工车间

兄弟，当心呀，别站在肝门静脉的入口处。

宝贝，菊花枸杞茶有助于清除我们肝脏内的毒素。要知道，肝脏内一旦有毒素的话，便会影响我们对食物营养的吸收。

　　肝不仅是人体的五脏之一，还是食物加工流水线中最大的消化器官和消化腺，所以，它一天到晚都在忙碌着，根本容不得半点偷懒。而且，肝还是一个核心部门，瞧，肝的上方和膈紧密相贴；右下方和结肠相邻；左下部和胃前壁相邻；中部则和十二指肠紧挨着；后部主要和肾脏相邻，后上方则和食管腹部紧紧相邻。

爸爸，我最不爱喝菊花枸杞茶了，你就饶了我吧。

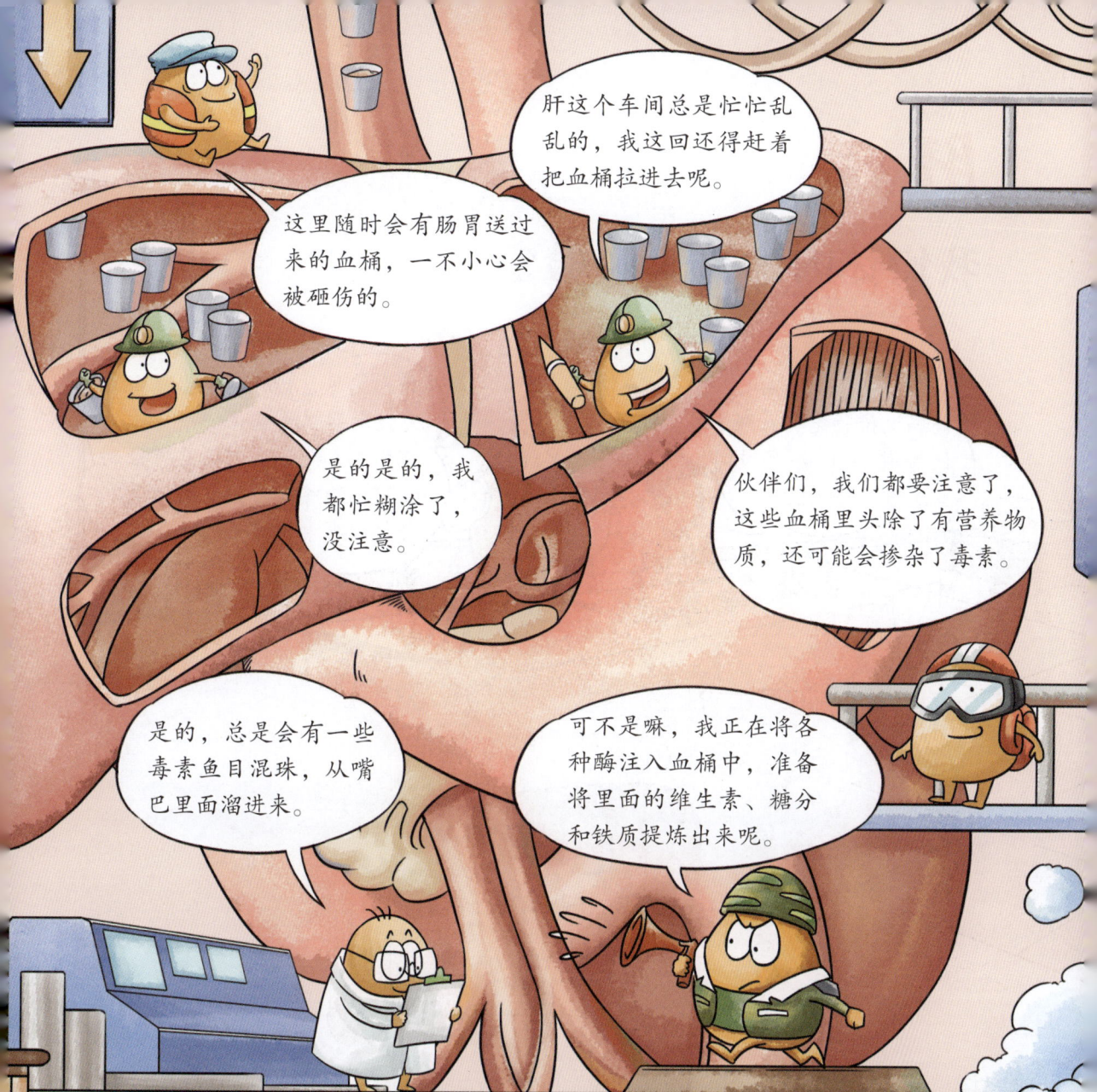

肝这个车间总是忙忙乱乱的，我这回还得赶着把血桶拉进去呢。

这里随时会有肠胃送过来的血桶，一不小心会被砸伤的。

是的是的，我都忙糊涂了，没注意。

伙伴们，我们都要注意了，这些血桶里头除了有营养物质，还可能会掺杂了毒素。

是的，总是会有一些毒素鱼目混珠，从嘴巴里面溜进来。

可不是嘛，我正在将各种酶注入血桶中，准备将里面的维生素、糖分和铁质提炼出来呢。

　　人的肝是人体里最大的内脏，它像一个楔形车间，横在我们的右腹腔。这个人体食物加工流水线中最大的车间，平均约有1.5千克重。据统计，它每天要完成的任务就超过500种呢。

肝：
我们体内的化工实验室

妈妈说猪肝能补血强健身体，我要多吃些。唔，好吃！

呃，宝贝，猪肝是可以补血，可是肝脏本身就像一个身体的"化工厂"，我们还是得控制食用量，吃太多猪肝的话没准会导致毒素积聚呢。

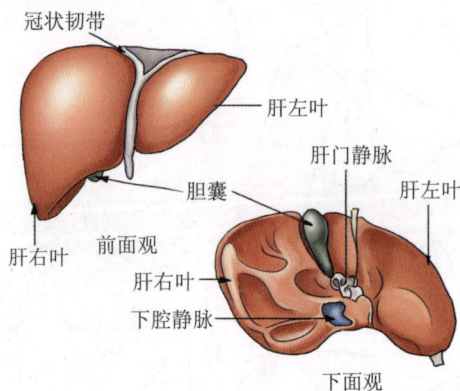

冠状韧带

肝左叶

肝门静脉

肝左叶

胆囊

肝右叶　前面观

肝右叶

下腔静脉

下面观

其实，除了担负着分解、转化营养物质这个常规工作外，肝还负责分解毒素。一旦它发现进来的营养物质中混合着毒素，便会立即将毒素隔离起来，并派出一定量的胆汁，将毒素赶出去。

当然，对于肝来说，它不仅仅担负着消化吸收和分解毒素的职责，还会参与各种生物之间发生的化学反应。比如，当血液中的氮含量超标时，肝就会将那些多余的氮转化为尿素，并让尿素随着我们的尿液排出体外；而且，肝还像"炼金术师"一样，每当遇到铁矿物质时就会显得异常高兴。这是为什么呢？原来呀，每当它生成血细胞时，若是加入一点铁元素，便会让血液变得更加富有营养；肝还能从肠胃运送过来的血液中提炼出碳水化合物，并利用它们制造肝糖原能量棒。因此，每当我们因为"腹中空空"而深觉能量缺乏时，那些肝糖原能量棒便能发挥功效，为我们提供能量。

> 氮太多，不要了，铁元素留下。

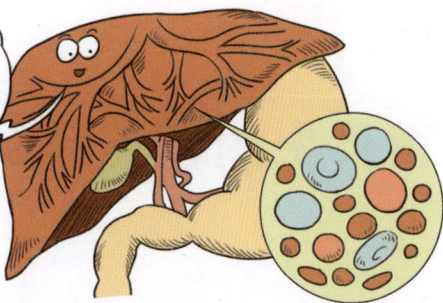

> 你再忍耐些，我得把你体内的碳水化合物提炼出来。

> 哇，轻点，疼死我了！

> 告诉你，我不是服从你，一切都是为了小主人。

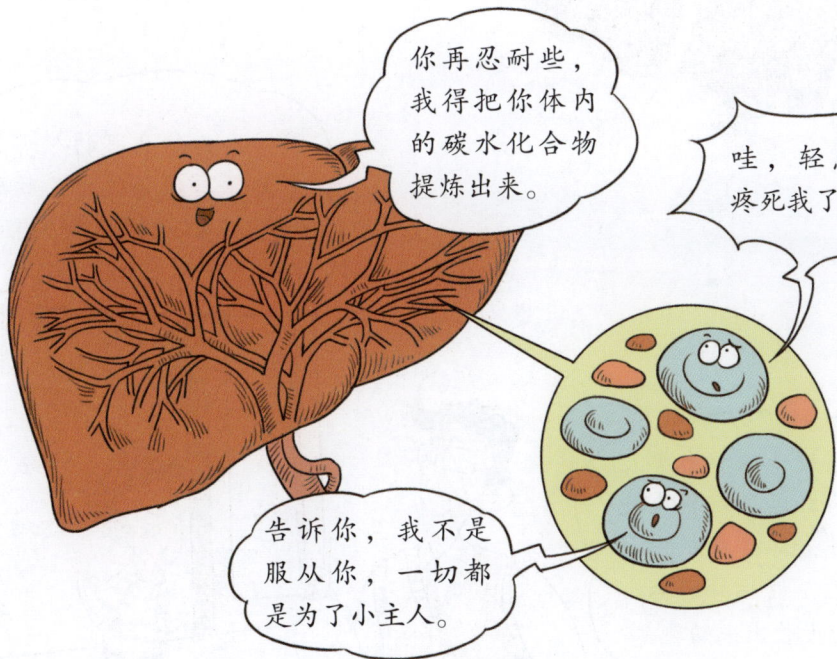

显然，肝车间还真像是个典型的"化工实验室"，轮番上演着各式各样的化学反应。

肝脏：
可再生的精英团队

作为最大的车间，肝脏除了要负责加工食物、营养吸收，还需兼顾排毒、净化等工作，因此，单是进出肝车间的管道也有不少，除了肝动脉、肝静脉、肝门静脉等主要管道外，肝脏还自带下腔静脉、冠状韧带、镰状韧带、肝圆韧带、胆囊等多个零部件。

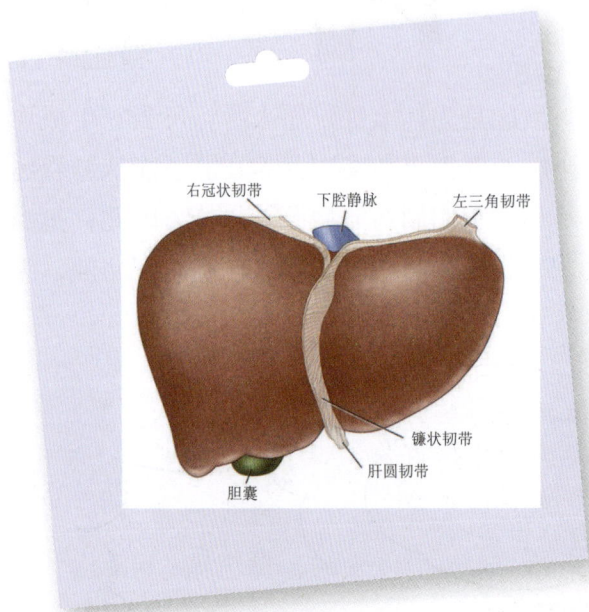

右冠状韧带　下腔静脉　左三角韧带

镰状韧带
肝圆韧带

胆囊

爸爸，为什么有的人那么伟大，居然会把自己的肝切给别人，他就不怕自己会死掉吗？

宝贝，捐献者不会有事儿的。因为肝脏具有再生能力，捐献者即便捐献出一部分肝脏，被切掉的那部分也会慢慢长出来的。

其实，肝还有一个"令人惊叹"的本领——被移植。这是为什么呢？原来呀，那些繁重的工作任务促使肝脏全员成了精英团队，而且，它们也练就出一个独门本领——再生和恢复。简单来说，即便肝脏被硬生生切掉了一半，剩余的团队成员也依然能够坚守岗位，加班加点地完成任务。而且，它们在继续工作之余，还会分身重建缺失的车间。医学证明，只要剩下多于300克的健康肝组织，肝功能就能保持正常，而那些切除的肝脏则能在几个月内重新长出来。

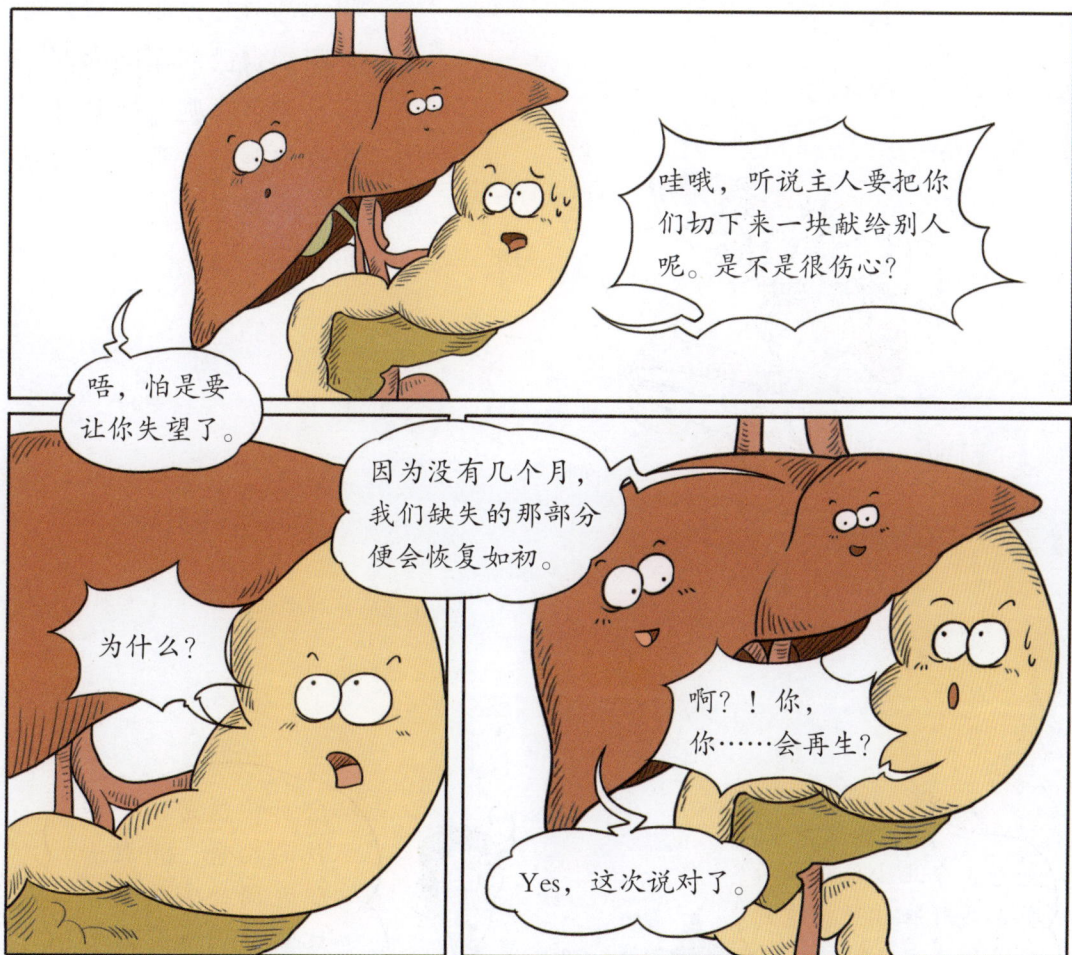

显然，肝车间还真不是一般的"彪悍"，既拥有精英一样的成员，又有"百变金刚"般的重生之能。

肝外胆道：
肝和胆联络服务中心

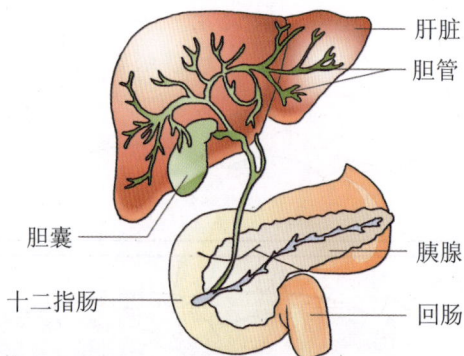

在我们的印象中，胆汁一直是以苦著称的。确实，它苦得怕人，而且还总是黏糊糊的，并不是一个讨人喜欢的家伙。不过，尽管它总摆着一副苦样子，胆囊却对它另眼相看，将它归到自己的车间内部。这是为什么呢？原来呀，胆囊与肝是非常要好的兄弟，彼此之间自然要互相照应了。

肝脏
胆管
胆囊
胰腺
十二指肠
回肠

爸爸，今儿小俊说以后要和我肝胆相照，这到底是什么意思啊？

宝贝，这是一个绝佳的比喻，用肝和胆之间的密切关系比喻你们俩交往时要互相坦诚，彼此照应。

每天，肝细胞都会不断地生成胆汁酸，而这些胆汁酸只需配合肠胃送来的血液中的胆固醇和电解质，就能形成胆汁，而且一天会生产 1 升胆汁。那么，这么多的胆汁该如何处置呢？于是，为了储存胆汁，肝便在自己和胆囊之间铺设了一条小通道——肝外胆道。

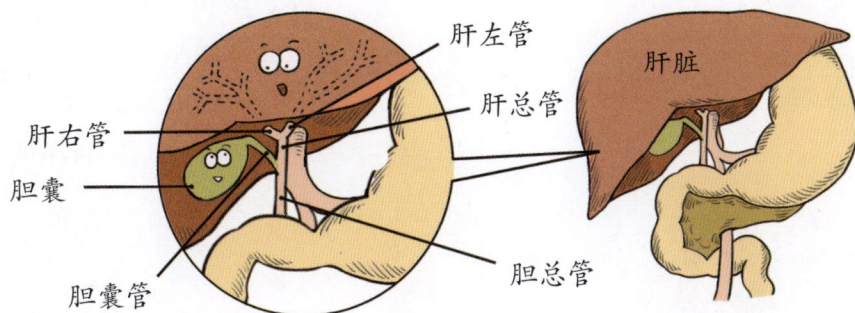

肝左管
肝总管
肝脏
肝右管
胆囊
胆囊管
胆总管

作为肝和胆囊两兄弟之间联系的主要渠道，肝外胆道就铺设在肝门外面，是一个包括胆囊、肝左管、肝右管、肝总管和胆总管的管道系统。瞧，每当胃将食物排入小肠时，它便"洋洋洒洒"地向肠子喷洒胆汁。

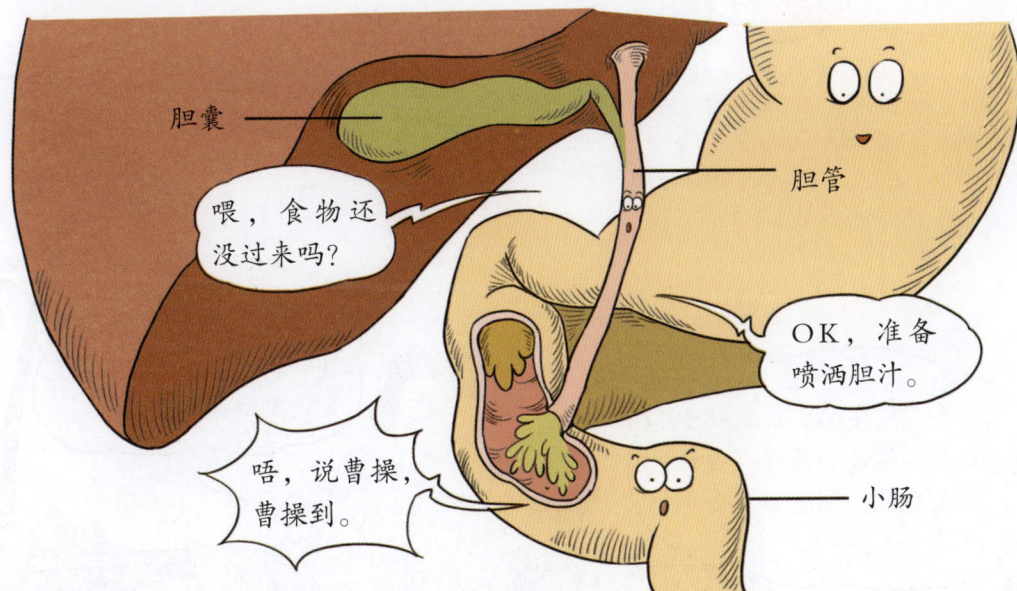

胆囊

喂，食物还没过来吗？

胆管

OK，准备喷洒胆汁。

唔，说曹操，曹操到。

小肠

显然，肝外胆道作为肝和胆联络的服务中心，每天都在"专候"着食物的到来，好将胆汁喷洒在小肠内，从而促进食物的消化。

胆囊：
勤劳踏实的胆汁仓库

胆囊是储存和浓缩胆汁的场所，就位于肝左下方的胆囊窝里，看上去像极了一个倒放着的鸭梨，分为底、体、颈和管4个部分。整个胆囊车间不是很大，其中长为8～12厘米，宽则为3～5厘米，因此，它的容量只有40～60毫升。

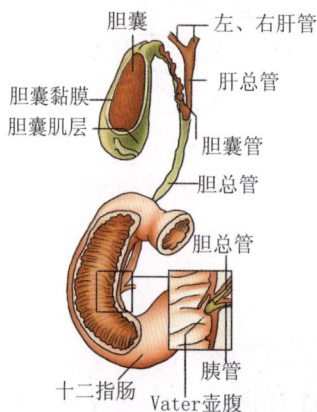

胆囊
左、右肝管
胆囊黏膜
胆囊肌层
肝总管
胆囊管
胆总管
胆总管
十二指肠
胰管
Vater壶腹

爸爸，同学们总说我胆子太小。你说如果想办法让胆囊变大，胆量会不会也跟着上去呢？

宝贝，它们之间根本没有任何关系。而且，胆量是要慢慢培养的。

可是，这就奇怪了，不是说肝一天能生产 1 升胆汁吗，可是胆囊这么小，能装得下吗？这里面又藏着什么秘密呢？

原来呀，正因为胆囊的空间不大，所以当它从肝外胆道接收到胆汁后，还要对胆汁进行深加工，将胆汁浓缩起来再存放。而且，在胆囊存放胆汁的过程中，它会定期将胆汁喷洒到小肠中，从而帮助小肠消化脂肪。就这样，胆囊一边浓缩胆汁又一边喷洒胆汁，便完好地接受肝生产的 1 升胆汁了，而不至于出现空间不足的状况。

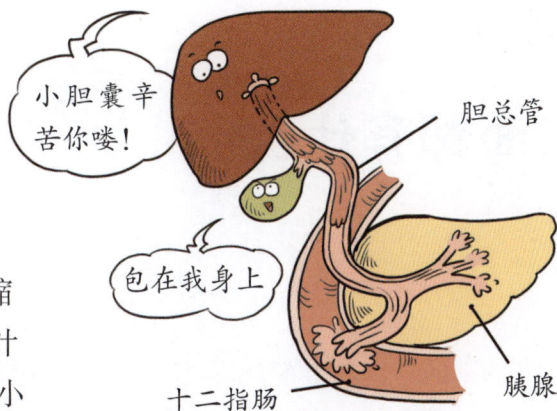

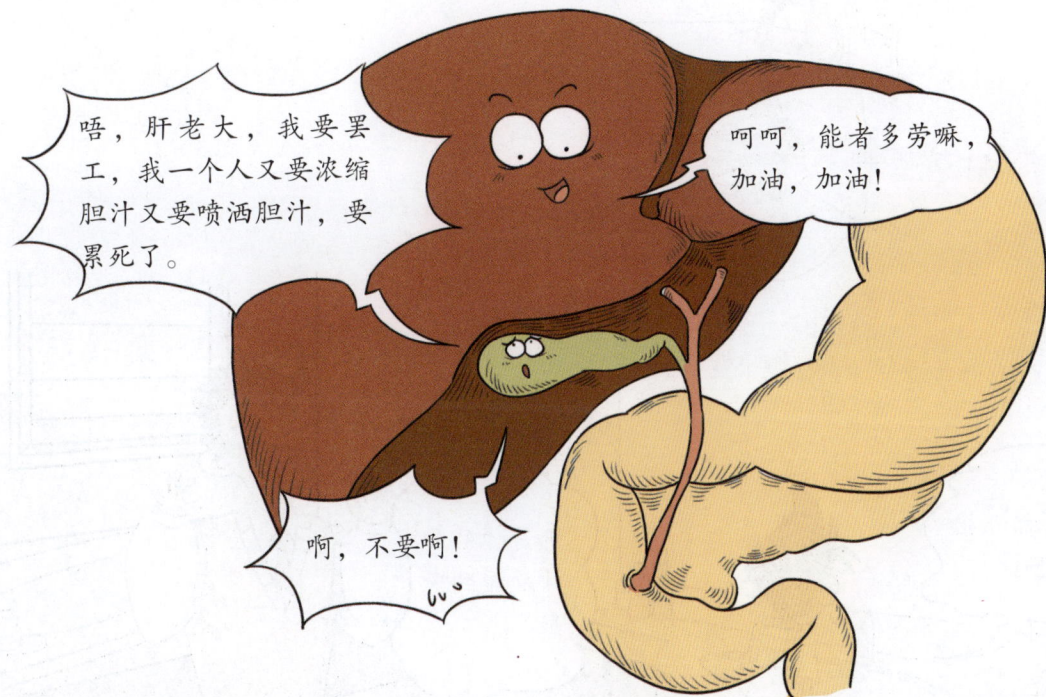

小胆囊辛苦你喽！

包在我身上

胆总管

胰腺

十二指肠

唔，肝老大，我要罢工，我一个人又要浓缩胆汁又要喷洒胆汁，要累死了。

呵呵，能者多劳嘛，加油，加油！

啊，不要啊！

可见，胆囊和一个人的胆量是没有一点关系的，它只是储存和浓缩胆汁的场所。

胆汁：
里面都有什么

胆汁是在胆道中流动的一种味苦的特殊体液，而且，它并非由胃产生，而是由肝细胞以及胆管细胞（只产生25%）分泌产生的，平时就储存在胆囊内，只有当我们吃了食物后，胆汁才从胆囊内大量排出到十二指肠，并帮助食物进行消化和吸收。

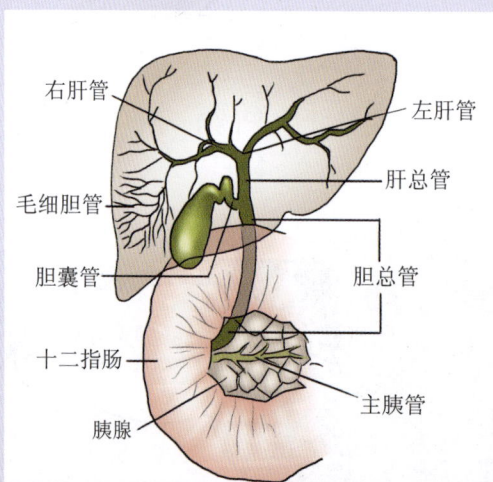

右肝管
左肝管
肝总管
毛细胆管
胆囊管
胆总管
十二指肠
主胰管
胰腺

我把胆汁都吐出来了，好苦！

那是你的胆汁反流到嘴里了。

其实，胆汁就是一种消化液，但奇怪的是，胆汁里面并没有消化酶，不过含有胆盐、胆固醇、卵磷脂等，而且，它们都能促使脂肪的表面张力降低，从而将脂肪乳化成许多微滴，进一步促进脂肪的消化。

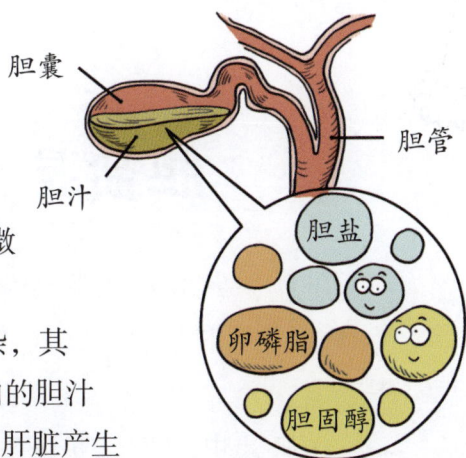

胆囊

胆管

胆汁

胆盐

卵磷脂

胆固醇

不过，胆汁的生成过程却非常复杂，其中肝胆汁呈现金黄色，但储藏在胆囊内的胆汁却因经过深度浓缩而呈深绿色。而且，肝脏产生胆汁的量，还随着我们的活动量、饮食的质和量，以及饮水量的不同而变化。比如，当我们用餐时，肝脏产生的胆汁就要比平时多上不少。

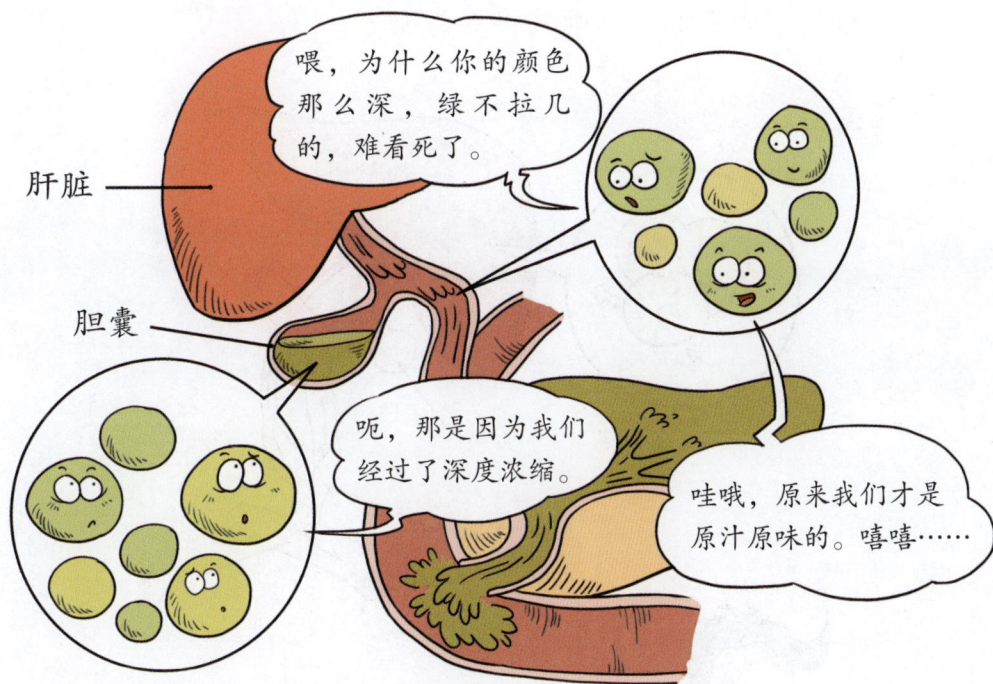

肝脏

喂，为什么你的颜色那么深，绿不拉几的，难看死了。

胆囊

呃，那是因为我们经过了深度浓缩。

哇哦，原来我们才是原汁原味的。嘻嘻……

可见，胆汁是一种蛮复杂的混合物，而且，若是消化系统中少了它们的存在，相信会带来不少麻烦。

胆盐是一种盐吗

　　胆盐，顾名思义是一种盐，而且它是由甘氨酸或是牛磺酸，与肝细胞分泌的胆汁酸结合而成的一种钠盐或是钾盐。

　　在胆汁中，胆盐可谓发挥着不可小觑的作用，不但能帮助我们消化脂肪，而且还能促进我们对脂肪的吸收，更能刺激肠道，从而令肠道加快蠕动的速度，以保证我们对食物营养吸收得更为充分。

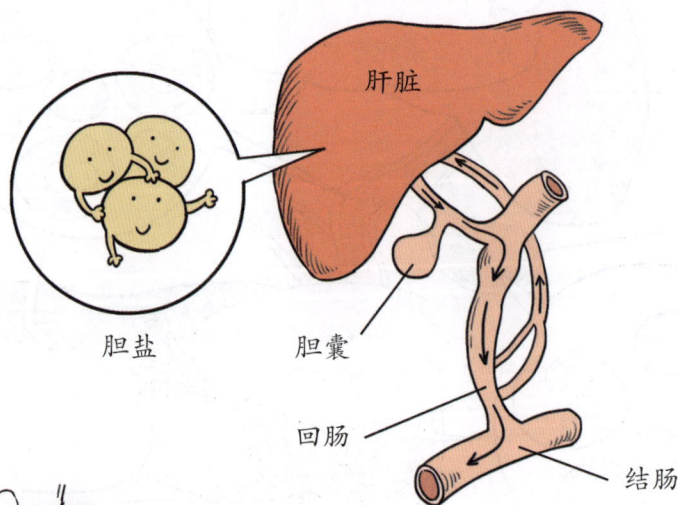

肝脏

胆盐

胆囊

回肠

结肠

氮的作用

　　氮（N）是一种化学元素，又是空气中含量最多的元素，在自然界中也广泛存在，更是组成氨基酸的基本元素之一，因此，在生物体内氮也发挥着极大的作用。

　　（1）对于植物：氮是植物生长的必需养分之一，更是每个活细胞的组成部分。每当氮素充沛时，植物便可合成较多的蛋白质，对茎叶的生长以及果实的发育起着促进作用。

　　（2）对于人类：在营养平衡方面会产生影响。比如，在一定时期内，我们摄入的氮量与排出的氮量相当，便表示我们体内蛋白质的合成与分解处于一个平衡状态。

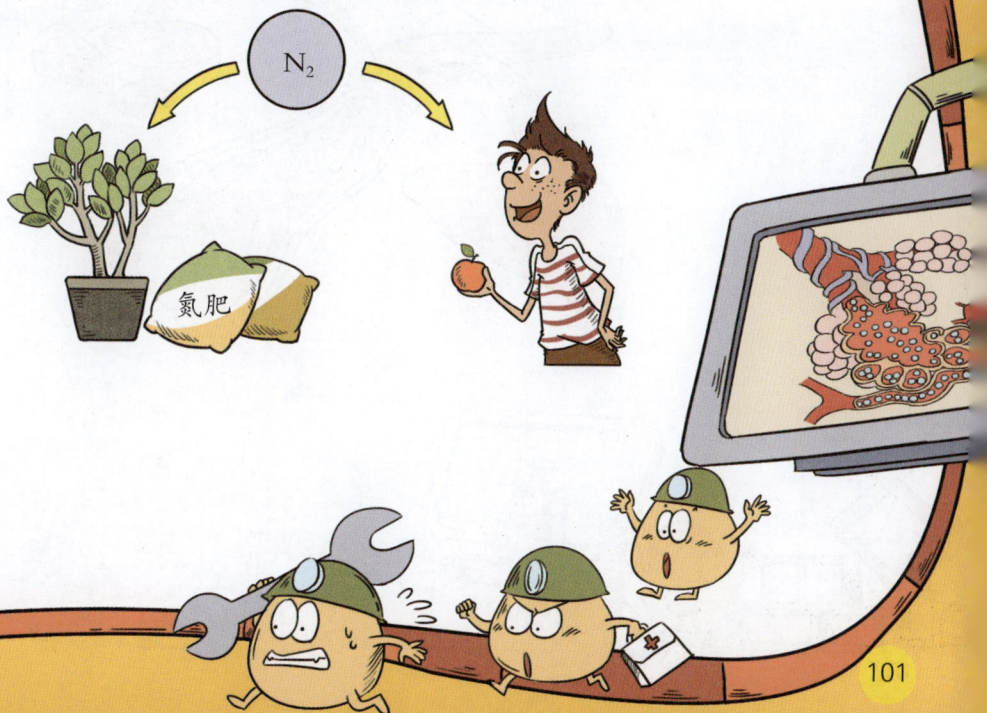

N_2

氮肥

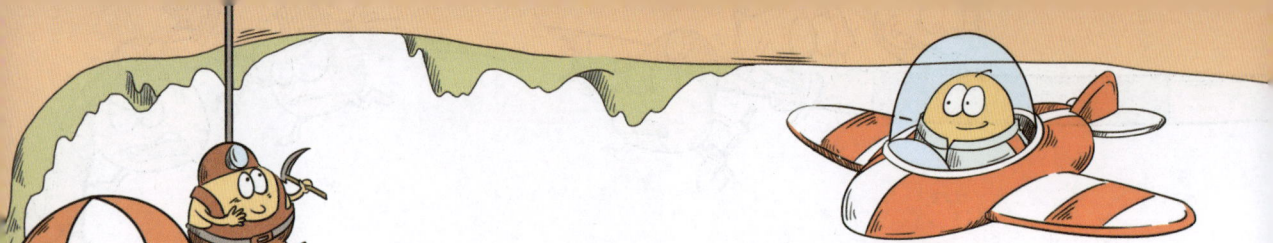

熟悉又陌生的胆固醇

　　胆固醇广泛存在于动物体内，而我们体内的胆固醇则主要是由我们自身合成的，仅有很少的一部分来自食物的补充。在我们体内，它主要藏在脑、一些神经组织、肝、胆汁、肾、脾等中，其中尤以脑和神经组织中的含量最高。那么，既然它的分布如此之广，想必自然有它的过人之处。

　　原来，胆固醇不仅在细胞膜的形成过程中"横插一脚"，更在胆汁酸的合成中大显身手，将自己的一身本事彰显得"淋漓尽致"。

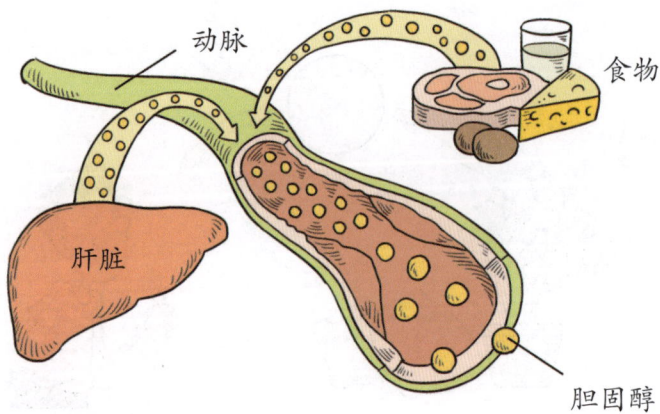

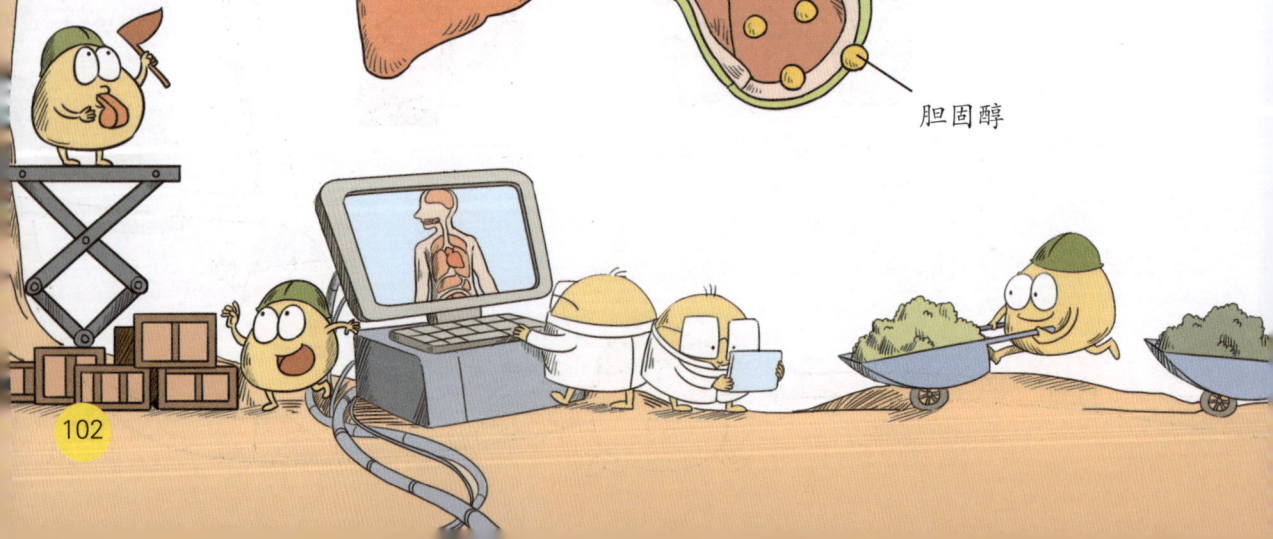

动脉

食物

肝脏

胆固醇

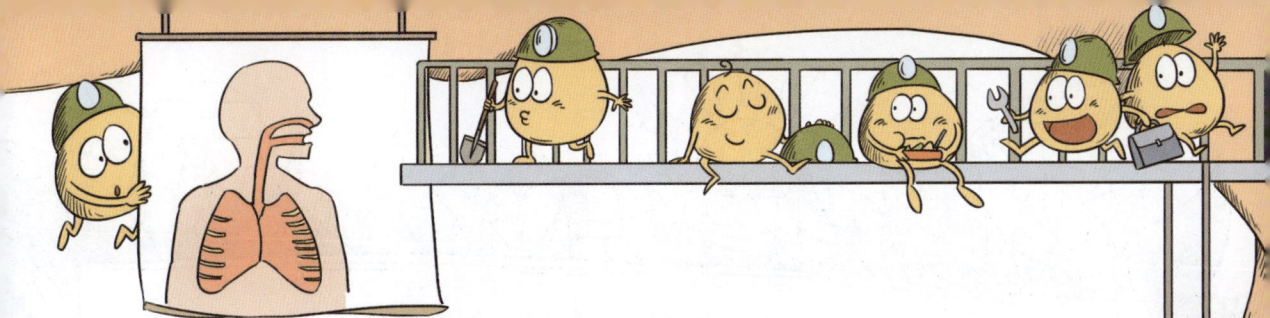

卵磷脂的真面目

卵磷脂被誉为蛋白质、维生素并列的第三大营养素，那么，它究竟是一种什么样的物质呢？

卵磷脂又名蛋黄素，主要分布在我们的脑、心脏、肺脏、肝脏、肾脏等部位。在我们体内，它通常会与蛋白质结合，然后以脂蛋白的形态存在。显然，在自然界中是有着丰富的卵磷脂的，比如，在大豆里，在动物的脑、骨髓、心脏等部位中都能找到它的身影。

而且，卵磷脂对我们人体可是非常有好处的。如，可使我们的大脑神经得到及时的营养补充；对我们的心脏起到一定的保护作用等。

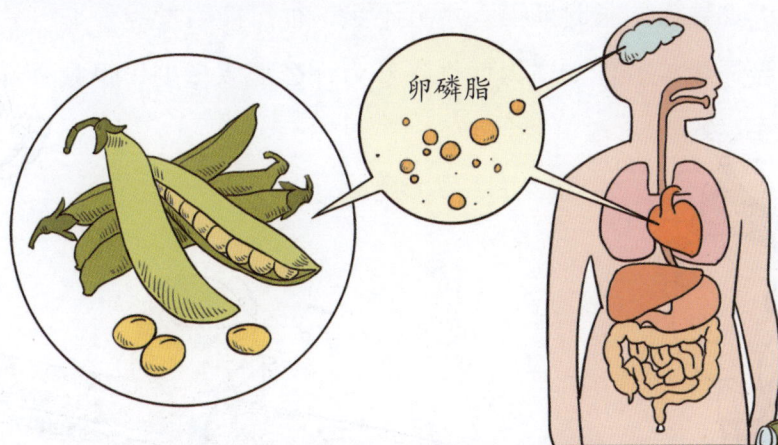

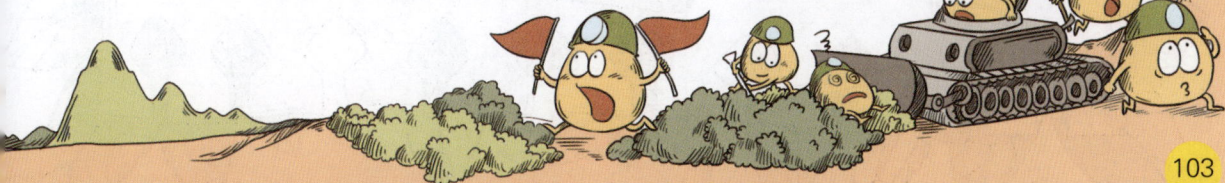

卵磷脂

智慧蛋

1. 我们都知道，熬夜是不利于肝脏健康，影响肝脏排毒的一个坏习惯。可是，你知道最有利肝脏健康的睡觉时间是几点钟吗？

2. 肝炎是影响人体健康的常见疾病之一。你知道常见的肝炎有哪些类型吗？其中有哪些肝炎是具有传播性，需要我们提高预防意识的呢？

3. 如果人体长时期摄入水分不足，很可能引发胆囊炎甚至尿毒症。你知道为什么吗？为什么喝水多少和胆囊有关系？

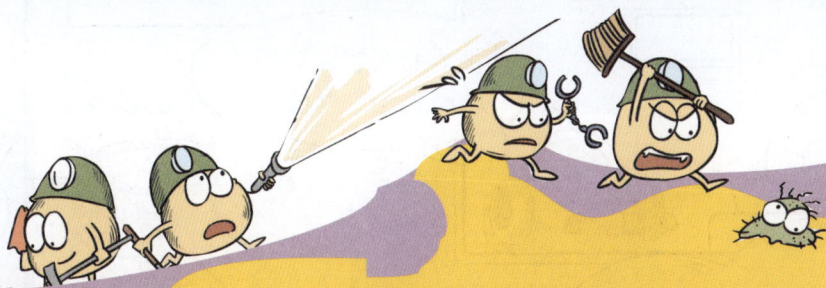

胰脏：

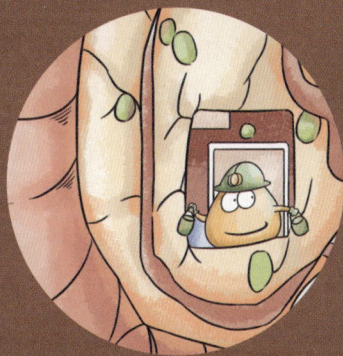

第八章

消化系统的消化酶补给站

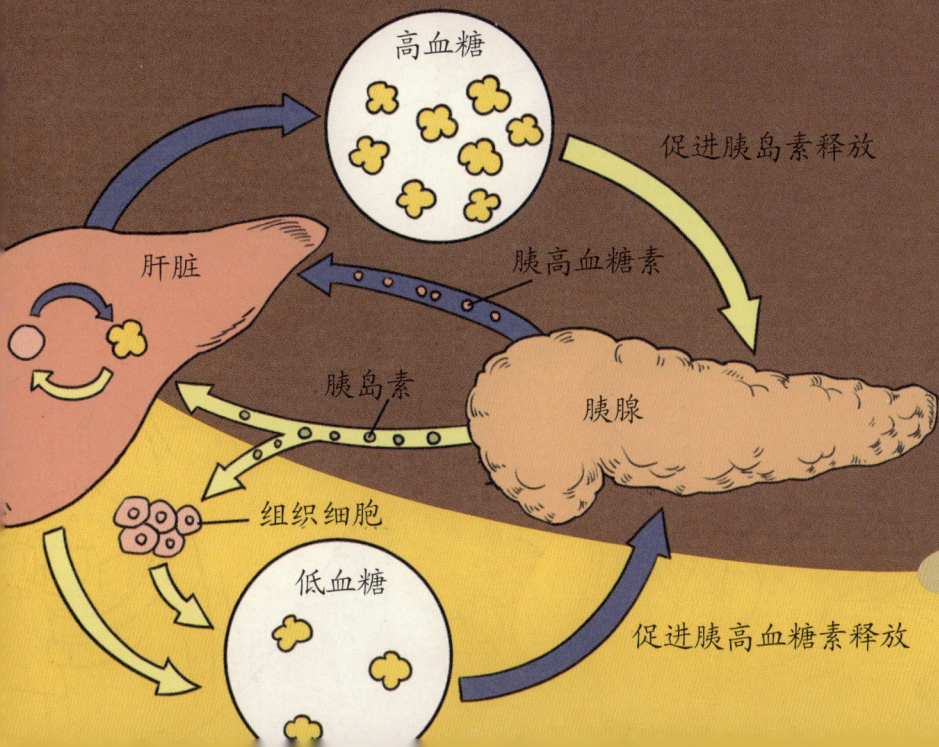

高血糖

促进胰岛素释放

肝脏

胰高血糖素

胰岛素

胰腺

组织细胞

低血糖

促进胰高血糖素释放

怎么回事？

报告指挥官，肝那边给咱们发了电报。

胰：

消化酶的补给中心

　　胰位于肝和胆囊的附近，是一个很低调又不起眼的小车间。虽然它的整体面积不大，却是仅次于肝的第二大消化腺。而且，它生产的胰岛素和胰高血糖素是人体小工厂多种能量分解和转化的"催化剂"。

啊，我猜到了，一定是说小主人体内的血糖值偏低，我刚才也检测到了。

宝贝，胰岛是我们胰腺中专门负责内分泌的部分，不是真正的岛，只是称谓而已。

爸爸，我们体内的胰岛是座什么样的"小岛"呢？

这还等什么，赶紧通知小伙伴们，分泌胰高血糖素去。

哎哟，我们要加快呀，指挥官下令了，必须制造出足够的胰高血糖素。

慢着，我赶紧将这两桶胰高血糖素运到血液中。

行，你看这两大桶的，够用吗？

对，它们能像催化剂一样，促进肝把肝糖原转化为葡萄糖。

　　如果说肝是食物加工流水线中的"生物化学合成车间"，那么，胰就是流水线上的"催化剂生产车间"。胰将内部分为外分泌部和内分泌部两个小分部，外分泌部主要负责生产消化酶，如胰蛋白酶、胰淀粉酶、脂肪酶等。而内分泌部又叫胰岛，专门负责分泌胰岛素和胰高血糖素，这两种激素都是专门调节人体血糖代谢的。

胰岛素的作用

　　胰岛素是我们体内唯一一种降低血糖的激素，而且它还会促进糖原、脂肪、蛋白质等的合成，简单来说，它的主要生理作用就是调节代谢的过程。

　　（1）对糖代谢：胰岛素可促进组织细胞对葡萄糖的摄取和利用，并促进糖原的合成，同时又抑制糖的异生，从而促使血糖降低。

　　（2）对脂肪代谢：胰岛素可促进脂肪酸的合成并贮存脂肪，从而减少脂肪的分解。

　　（3）对蛋白质代谢：胰岛素能促进氨基酸进入细胞，从而促进蛋白质的合成。

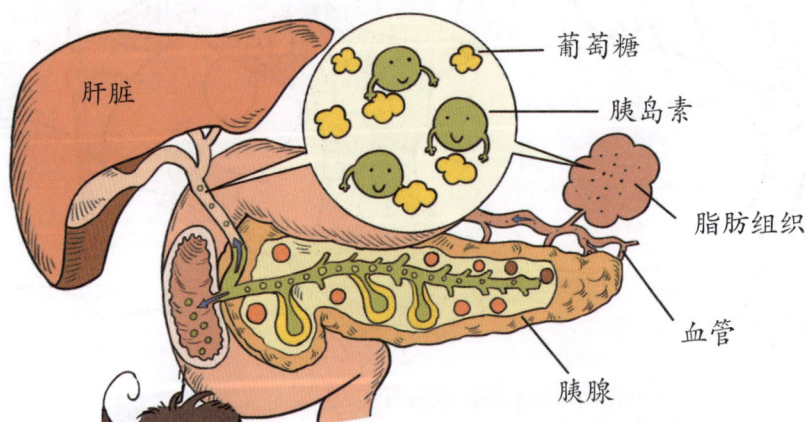

肝脏

葡萄糖

胰岛素

脂肪组织

血管

胰腺

胰岛素的冤家——胰高血糖素

　　胰高血糖素与胰岛素就像是一对冤家，"行事风格"截然相反。比如，胰岛素能降低血糖，而胰高血糖素偏偏会提升血糖浓度；胰岛素可促进糖原、脂肪、蛋白质等的合成，胰高血糖素却会促进它们分解。

　　瞧，它会促进肝糖原分解和加强糖异生，以促使血糖明显升高；它又积极促进脂肪的分解，以及对脂肪酸的氧化；它会加速氨基酸进入肝细胞的速度，从而为糖异生提供原料。

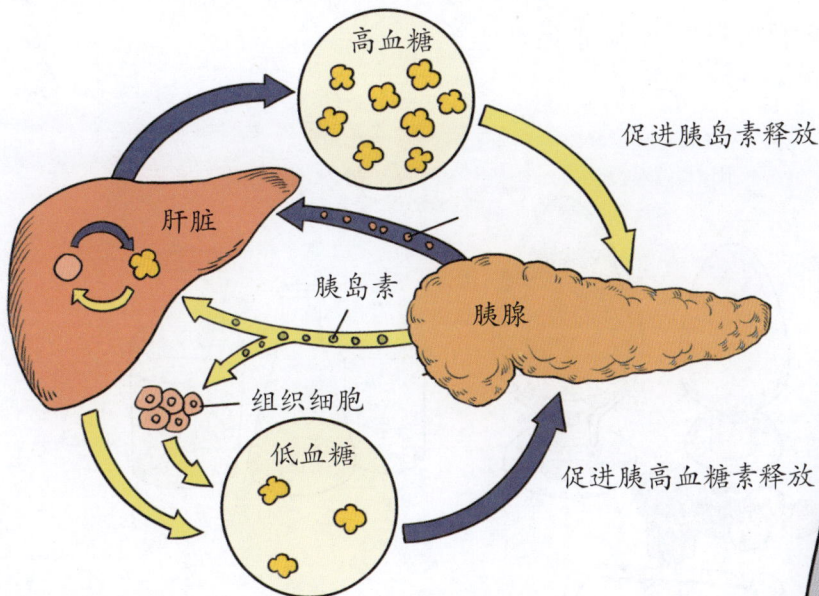

高血糖

促进胰岛素释放

肝脏

胰岛素

胰腺

组织细胞

低血糖

促进胰高血糖素释放

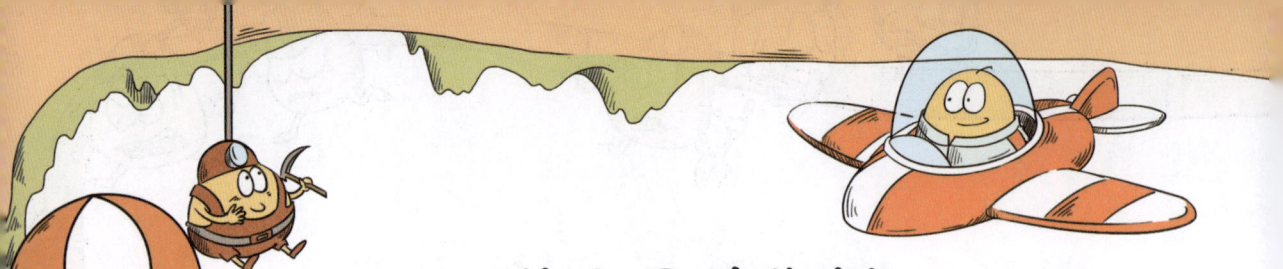

什么是催化剂

　　催化剂，顾名思义是能起到催化作用的一种物质。其实，它主要是一类被应用于化学反应中的物质，虽然在反应的过程中能改变反应物的反应速率，但本身却能"毫发无伤"。而且，它的种类也是多种多样的，并有如下几种分类形式：

　　（1）若按状态来分，催化剂可分为液体与固体两种。

　　（2）若按反应体系的相态来分的话，则又可分为均相催化剂和多相催化剂。其中，前者又包括酸、碱、过氧化物催化剂等；后者则包括生物催化剂、纳米催化剂、固体酸催化剂、金属催化剂等。

固体催化剂　　　　　　　液体催化剂

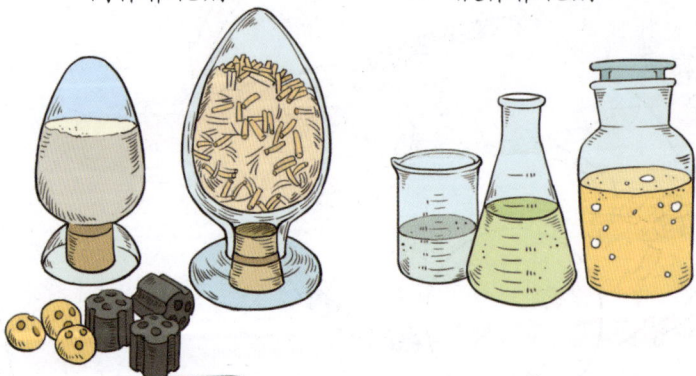

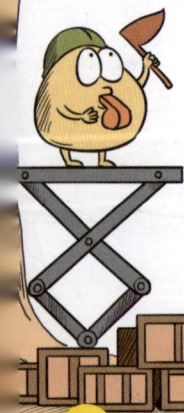

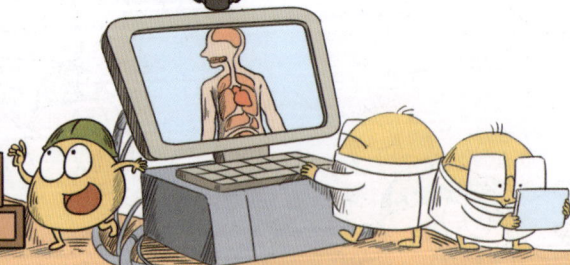

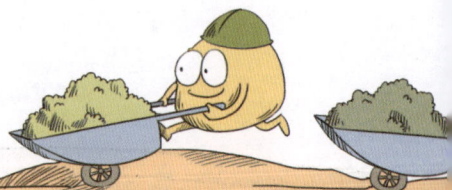

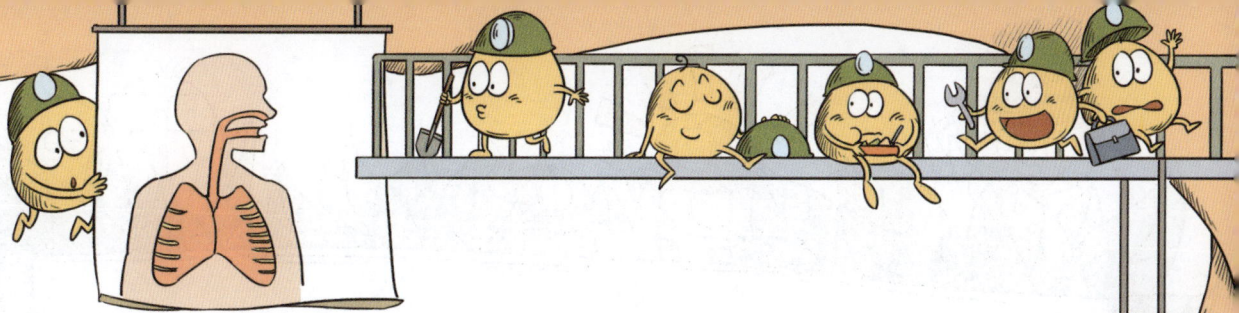

胰淀粉酶是什么酶

胰淀粉酶，顾名思义是由胰腺分泌的一种酶，而且是一种水解酶（可水解可溶性淀粉、直链淀粉等）。

在我们体内，胰淀粉酶以"极其灵动"的活性状态通过胰腺直接排入消化道，可以说是最重要的水解碳水化合物的酶。其实，它与唾液腺分泌的淀粉酶属于同一性质的酶，即同为 α－淀粉酶（又名液化型淀粉酶，在动物的胰脏、植物以及微生物中都能捕捉到它的"身影"）。

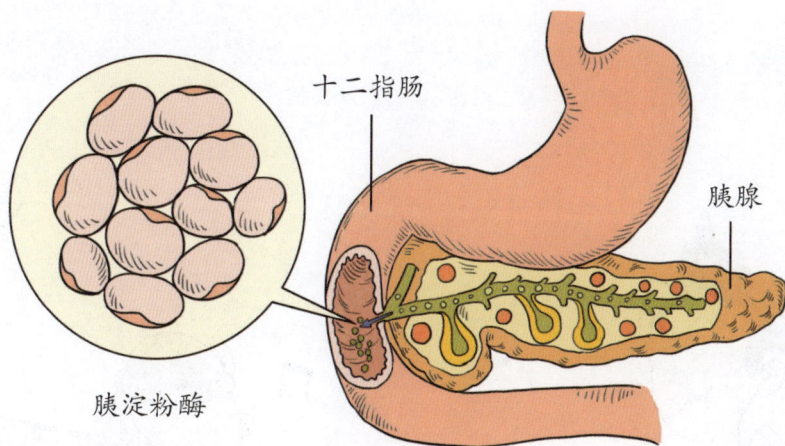

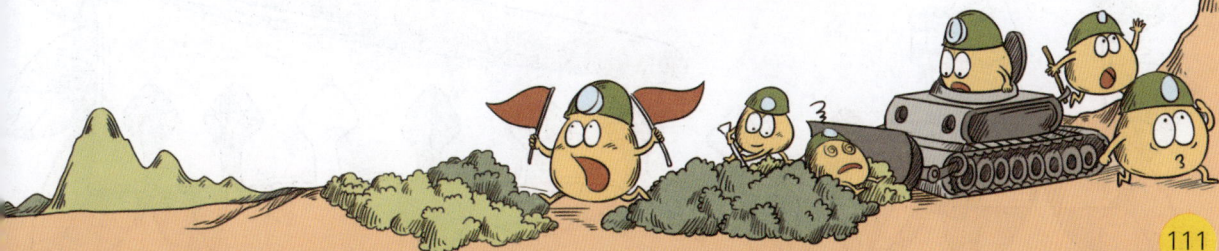

十二指肠

胰腺

胰淀粉酶

智慧蛋

1. 胰是一个消化腺。你知道消化腺和消化器官之间的区别吗？

2. 为什么胰腺中的胰岛要叫"胰岛"？

3. 人工胰岛素是一种大量应用于生活中，用于降低体内的血糖含量的物质。什么人群最需要注射人工胰岛素？

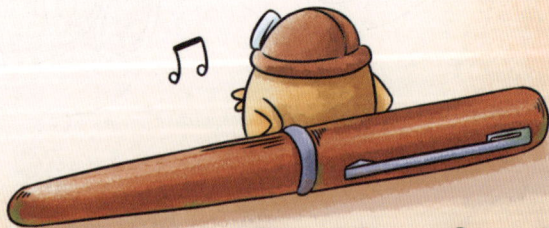

图书在版编目（CIP）数据

消化系统/ 李明喆主编. — 杭州 : 浙江大学出版
社, 2017.2
（人体里面有什么）
ISBN 978–7–308–16515–0

Ⅰ.①消… Ⅱ.①李… Ⅲ.①消化系统—少儿读物
Ⅳ.①R322.4–49

中国版本图书馆CIP数据核字（2016）第313827号

XIAOHUA XITONG
消化系统
李明喆 主编

选题策划	平　静
特约策划	纸上魔方　谢清霞
责任编辑	平　静　赵　坤
文字编辑	吴美红
责任校对	金　蕾
插图制作	纸上魔方
封面设计	鹿鸣文化
出版发行	浙江大学出版社
	（杭州市天目山路148号　邮政编码：310007）
	（网址：hppt://www.zjupress.com）
排　　版	纸上魔方
印　　刷	浙江印刷集团有限公司
开　　本	787mm×960mm　1/16
印　　张	7.75　　字　数　150千
版 印 次	2017年2月第1版　2017年2月第1次印刷
书　　号	ISBN 978–7–308–16515–0
定　　价	25.00元